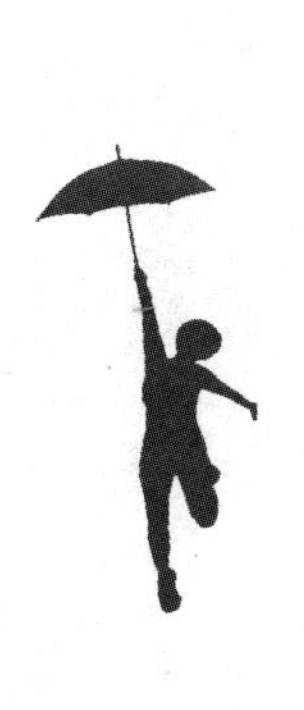

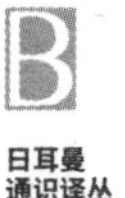

日耳曼
通识译丛

复原力

心理抗逆力

〔德国〕丽贝卡·伯姆（Rebecca Böhme）著
陈依慧 译

上海三联书店

目　录

第一章

定义和分类

概念定义

每个人生活中都会遇到压力、危机、失败以及痛苦和创伤的经历。常见的创伤事件有：失去所爱的人、经历暴力或者疾病等。[1、2] 根据调查方法和调查国家的不同，人在一生中至少经历一次创伤事件的概率大约在 60% 至 90% 之间。这意味着，几乎每个人都经历过一些激起我们强烈的情绪反应，而且根据《精神障碍诊断及统计手册》（DSM）可以被定性为心理创伤的事情。[3] 然而，在处理和应对这些事件的方式上，人与人之间有很大的不同。有些人能够迅速战胜严重的负面经历，甚至可能变得更加强大，而另一些人面对小挫折就崩溃了。

在所有经历创伤事件的人中，只有 5% 到 10% 的人会患上创伤后应激障碍（PTSD）。但创伤经历和危机也会带来其他后果，如精疲力竭、疲劳综合征、抑郁症。此外，压力和创伤往往还会导致与心理无关的身体健康问题，或是对病情发展产生负面的影响。由于在生活中遭遇负面经历的概率很大，因此，通过培养心理复原力来预防这些经历是很有必要的。本书探讨的主要内容就是为什么有些人的心理抗逆力比其他人强，以及如何加强心理素质。

关于心理抗逆力，有一个术语叫作“复原力”，这个词源自拉丁语 resilire（反弹、弹回）。这是指一种处理危机并且通过个人能力和社会资源将危机转化为发展机会的能力。[4] 更宽泛地说，复原力可被定义为一个系统在中断后恢复到其初始位置，同时保持相同的功能、结构或特性的能力。从这个角度来说，“复原力”一词也可用于人类心理学以外的系统。正如我们将在下文中看到的那样，将复原力描述为“抗逆力”实际上是具有误导性的，因为“逆”字意味着与之相抗的艰难斗争，而复原力更加侧重温和的灵活性和适应性。不过，我会在下文中使用“抗逆力”作为复原力的近义词，“抗逆力”

指一种长期抵抗逆境的心理能力。在本书中，“复原力”的定义是指在遭遇创伤经历后或在不利的生活条件下，保持或快速恢复心理健康的能力。

其他领域中的复原力

一个系统的复原力取决于其吸收干扰和重组的能力。生态系统的例子很好地说明了这一点。如果一条小溪被酸雨污染，短期内会对一些动植物造成伤害，这就是干扰。但是，由于水在河流中，有害的酸雨雨水迅速扩散，因此有害的雨水被吸收，河流生态系统可以恢复到原来的状态。再举一个例子，如果将一个新的植物物种引入现有的生态系统中，新植物可能会大量扩散生长，并开始取代本土植物。然而，当一些本地动物发现这种新的植物可以作为食物来源时，它们可能会再次大量减少新植物的数量：此生态系统正在适应新的环境。一种新的平衡在发展之中，生态系统对干扰作出了复原反应。

从气候的角度来说，也存在着复原力，那就是海洋和森林吸收二氧化碳的能力。这意味着，在很长一段时间内，尽管二氧化碳排放量增加，但对气候没有产生直接的影响。然而，一旦海洋和森林的吸收能力饱和了，气候系统就没有能力再进行复原。

在技术领域也可以找到相应的类似例子，例如材料的性质（以变形或热的形式吸收能量）、建筑物的特性（在大风或地震中的稳定性）。复原力的原理甚至可以应用于社会体系中，如学校班级或者城市。在关于恐怖主义袭击的报道中，“具有复原力的社会”一词经常被提及。而在这本书中，我们探讨的重点在于个人的心理复原力。

概念的历史发展

“复原力”一词最早出现在20世纪70年代的心理学中。然而，逆境中强大的心理素质并不是什么新鲜的概念。很早以前，科学家和哲学家就开始研究怎样才能使一个人保持身心健康——归根结底，身心是不可分割地联系在一起的。早在古代，斯多葛学派就开始传授如何加强心理素质，以更好地应对命运的打击。斯多葛学派的哲学家，如吕齐乌斯·安涅·塞涅卡或罗马皇帝马可·奥勒留都身体力行地练习宁静平和的心态。根据学派的理论，我们不能改变外界的环境，但我们可以改变我们的思想和反应。常被称为“现代精神病学之父”的法国医生菲利普·皮内尔是最早把患有精神疾病的人看作需要治疗的人，而不仅仅是“疯子”的医生之一。在1800年前后，他阐述了自己的观点：不幸、意外的命运打击和困难的生活条件会增加罹患精神疾病的风险。在20世纪，越来越多的相关研究更多地集中在负面经历与精神疾病发展之间的机制和联系上，尤其是关于幼年早期的经历，并且将在困难的条件下长大的儿童作为重点进行研究。约翰·鲍比、[5]玛丽·爱因斯沃斯[6]和哈利·哈洛1950年前后对猴子进行了实验[7]，研究表明，儿童早期的经验和对父母的依恋至关重要。尽管当时的心理学家高估了与照顾者的不良关系所造成的心理损害的普遍性和不可逆转性，但在一个对儿童的任何关心都被视为娇生惯养的时代，这种夸大可能并不是一件坏事，因为这可以带来社会的重新思考。在随后的二十世纪七八十年代进行的研究中发现，并不是所有在糟糕的条件下长大的儿童以及所有遭受命运打击的成年人都一定会患上精神疾病。在一项大规模的研究中，心理学家艾米·沃纳和露丝·史密斯调查了夏威夷困难境遇下儿童的成长发展情况。1/3的儿童在10岁时没有任何行为异常的问题。研究人员将这些儿童称为有复原力的儿童。[8]其他研究甚至认为，在困难条件下长大的儿童中，有一半是拥有复原力的。[9] 在这方面，当时甚至有一个概念叫作“刀枪不入”的儿童，这些孩子面对任何逆境都能泰然处之。[10] 然而，正如我们如今所知，这种说法也是对数据的过度解释。

同样在 20 世纪 70 年代，社会学家亚伦·安东诺夫斯基研究了曾经被关押在集中营内的囚犯。他惊讶地发现，大约 30% 研究参与者的健康状况并没有受到影响。由此，他提出保持健康的三个方面：理解和分类经历的能力，掌控和塑造自己生活的感受，以及认为努力和挑战是有意义的信念。在 20 世纪 80 年代和 90 年代，有一个与复原力有关的流行术语是英语中的 hardiness（和抗逆力的意思近似）。在一家一年内解雇了一半员工的美国公司，研究人员开展了一项大规模研究，结果表明，尽管压力和疾病之间存在联系，但这种联系受到个人性格特征和个人行为方式的影响。[11] 并且当时的研究还表明，某些性格和态度，加上人际关系的支持，以及有规律的运动锻炼，构成了对抗压力引起的疾病的保护机制。[12] 本书将在第五章（“提高复原力的策略”）对这些性格特征和行为进行讨论。

如今，政治家、健康保险公司和教育工作者越来越多地意识到预防的价值，因此复原力的概念成了当今社会讨论的焦点。新的宗旨是通过提高复原力来预防成长中的障碍、心理疾病和犯罪行为。

对复原力概念的批判

复原力的概念最初适用于严重的创伤和艰难的童年。如今，在许多其他情况下也使用这一概念。例如，现在有专门的军事方案，用于加强部署在危机地区的士兵的复原力。再举一个例子，公司会开展压力下复原力的培训，从而提高员工的效率。复原力正日益成为自我优化趋势的一部分。而这一发展受到了批评，因为这将能力和心理健康的责任转移到个人身上，而没有从社会问题角度来寻求解决办法。这会很快导致每个人必须对自己处理困难和负面事件的方式负责。那些不把解雇看作发展的机会，面对未来的恐惧和对财务的担忧，却无法超越自我的人，如果不能迅速找到新的工作，很容易“自责”。这种“被个性化”的复原力概念忽视了这样一个事实，即许多压力因素是由社会条件造成的，而个人对此却无能为力。在这种情况下，复原力的概念没有对社会变革做出任何要求，却被滥用来指责个人的能力不够。举个例子，比如一个人失去了所爱的人，但仅在一两周后，单位就期望这名员工能够做到全身心地投入工作。如果员工做不到，便指责他缺乏复原力；而不是公司创造条件，让在悲痛中的人得到更多的自由空间并感受到集体的支持。

然而，个人提高复原力的愿望当然是合理的。而且，为儿童和青少年制订预防方案也是迫在眉睫的。因此，在本书的最后一部分，我将阐述增强复原力的策略方法。不过，我们应该记住，即使运用了所有已知的复原力策略，长期的压力和生活中的消极事件也会一直困扰着我们。因此，复原力不能减少失去所爱之人的痛苦。最后我必须再次重申，处理创伤和持久压力的责任不能完全由个人承担，社会和决策者能够而且应该积极为促进复原力的提高做出贡献。

第二章
压　力

压力源

为了更好地理解复原力的概念，我们首先需要研究有压力的感受及如何处理压力。通俗地说，“压力”一词通常被用来表示“有太多事情要做”。在这里，我们将这一定义的范围扩大到包含压力来源的心理学概念。“压力”是我们对造成压力大的因素所做出的反应，即一种扰乱我们身体内部平衡（“内稳态”）的刺激。[1]我们可以对压力进行区分，即分为所谓的良性压力和恶性压力。决定个人压力水平的不仅是压力来源的数量，还有压力来源的类型。因此，比起搬到另一个城区生活，与伴侣分手带来的压力的影响更大。20 世纪 60 年代，精神病学家托马斯·霍姆斯和理查德·拉赫对最常见的良性压力及恶性压力的压力来源进行量化研究，并制定了相应量表。社会再适应评定量表[2]根据对生活的改变程度给压力因素打分。比如失去配偶是 100 分，离婚是 73 分，坐牢是 63 分，失业是 47 分，怀孕是 40 分。排名靠后的，例如睡眠习惯的改变，得分为 16 分；饮食习惯的改变，得分为 15 分。时至今日，再与 1960 年相比，对这些事件影响的评估当然已经发生了变化。1998 年公布了一个较新的量表版本[3]，但这一版本也必须受到批评，因为其所依据的样本中女性多于男性，白人多于其他血统的人（关于这个问题，另见第三章）。

量表为量化压力源提供了一个支点。但是，压力源的影响程度因人而异。20 世纪 80 年代的拉扎勒斯压力应对模型就说明了这一点。心理学家理查德·拉扎勒斯①发展了一种压力理论，将重点放在个人意义上的压力源。[4]同样的要求，对一些人来说已经是一种压力，而对另一些人来说却可能恰到好处，甚至是良性的激励。拉扎勒斯的理论还包括一个重要的步骤，介于压力源的

① 理查德·拉扎勒斯（1922—2002），美国著名的心理学家，应激理论的现代代表人物之一。——译注

出现和受影响的人对压力源的反应之间，即评估。该模型假定压力源首先分为三类：无关紧要的、积极的或者消极的。接着在第二步中，当事人评估自己有哪些资源可供自己对压力源做出反应。只有在这一步中意识到自己资源的缺乏，压力源才会真正导致压力的感觉。现在，当事人必须对这种压力做出反应。我们处理压力的方式方法被称为“应对”。拉扎勒斯说，如果当事人成功地应对了该压力源，那么下一步就可以对压力源进行重新评估，调整此压力源的负面影响为较小。

心理学中，用来解释压力源个体差异的另一个模型是所谓的脆弱性－压力模型。该模型表明，有两个因素有助于我们的复原力：个人对压力的敏感性或者说有多容易因压力源而受伤，即脆弱程度，以及个人所承受的压力的大小。这些因素共同决定了个人何时达到复原力阈值，以及负面经历在什么时候会导致心理疾病。这个模型认为，由于每个人脆弱程度的不同，我们能够承受或多或少的压力。个体的脆弱程度经常被拿来与容器进行类比，它可以容纳不同大小的压力因子。这种比喻将个人应对压力的能力描绘成静态的、不变的。这并不正确，我们会在阅读本书的过程中明白其原理。而脆弱性－压力模型的一个优点是，它很好地说明了为什么不仅仅自然灾害、战争或其他严重创伤的事件会使我们崩溃。这些经历作为特定的、巨大的压力，会使容器满溢。然而，长期持续的、缓慢的压力流入也会使容器充盈，直到满溢。长期的、慢性的压力也会对我们造成伤害。

化解压力

为了理解复原力，我们必须先研究身体面对压力做出的生物反应。当我们暴露在压力源中时，我们会做出反应，如果可能的话，我们会试图恢复原有的平衡（也可以说是“我们的正常状态”）。这种平衡的维持被称为“应变稳态”，意即“通过变化实现稳定”。在对于平衡的定义中，我们也不需要明确划分生理状态还是心理状态。这两个领域是密切相关的，实际上也是不可分割的。我们的心理状态也永远是种生理过程，通过神经元的活动或其他生物机制完成。这方面涉及心理和生理两个领域的例子很容易找到。例如，生理上的压力源可以是某种疾病。身体通过免疫反应来恢复健康状态，即应变稳态。[5] 和伴侣分手是一种心理压力源，但可能带来的反应比如抑郁的情绪，也可以通过皮质醇水平升高、炎症标志物增多、神经元活动改变和神经递质水平改变，而在生理上得到证实。处理好分手问题，重新恢复好心理上的平衡，同样也伴随着所有生理值的正常化。然而，如果有太多的压力源同时存在，或者身体没有时间从长期存在的压力源中恢复过来，就会出现应变稳态过载的状态。[6]另外，在身体达到平衡状态，应变稳态反应却没有停止时（例如，当疾病成功得到控制后，免疫系统依旧保持活跃，或者当郁闷的情绪严重到转变为抑郁症时），都可能会出现超适应负荷状态。因此，应激反应是适应压力源和环境挑战的一种重要且必要的形式，这是生活的一部分。然而，如果适应过程本身失去平衡（应变稳态过载），其后果可能对健康有害。

身体应激反应的细节因压力源的不同而不同。然而，有一个机制是对所有压力源的急性反应的核心。核心在于下丘脑—垂体—肾上腺轴，简称 HPA 轴。[7]这个系统概括了控制我们做出应激反应的最重要区域：下丘脑、垂体和肾上腺。下丘脑和垂体位于大脑的底部，控制着自主神经系统，即神经系统中无意识运行的部分，主要调节身体的基本功能，如呼吸、体温和消化。在压力下，下丘脑释放信使物质，刺激垂体释放所谓的促肾上腺皮质激素。这反过来又会触发肾上腺中糖皮质激素的释放，其中包括已知的应激激素皮质醇。皮质醇激活并增加交感神经系统的活动，而交感神经系统是自主应激处理的部分神经系统，它使我们的身体处于活跃状态：消化速度减慢，由此血糖水平上升，从而为肌肉和大脑提供能量，使呼吸和心跳加快。

这种反应对我们的祖先来说是非常重要的：在受到威胁的情况下，他们要么战斗，要么逃跑（fight or flight）。要做到这一点，既需要精力，也需要最大限度的专注。在这种背景前提下，压力反应首先应该是无意识的，而且不应轻易受到影响。然而，HPA 轴也有一个反馈机制，通过这个机制，应激反应可以自我调节：皮质醇的增加会在一段时间后抑制下丘脑的活动，从而使皮质醇水平再次下降。但是，许多其他因素也会影响这个系统，每个人的自然调节也是可变的。此外，长期的压力会削弱反馈机制，使人精疲力竭。[8] 长期承受压力的人皮质醇水平会持续处于较高水平，对急性压力的反应能力会下降。但是，应激系统却会变得更加敏感：在经历一次应激事件之后，皮质醇需要更长的时间才能恢复到基础水平。[9]

压力本身并不是有害的，甚至可能是有益的。应激反应最终使我们处于一种准备状态。我们变得更专注、更警觉，反应更快。这种状态不仅对逃离老虎或猎杀猛犸象有用，而且在重要的考试或演讲时也同样有用。很多人喜欢一定量的压力。因此，就像许多事情一样，重点在于对的“度”，但这往往因个人而异。

然而，慢性压力会导致我们大脑的结构发生变化。大脑中的某些区域对持续的压力特别敏感。尤其是一个对记忆储存至关重要的区域会受到影响：海马体。海马体是大脑中能形成新神经细胞的区域。神经细胞的形成会受到压力的干扰。除此之外，压力会导致树突的萎缩，树突就是神经元的突起。[10] 这些影响可以严重到导致那些经历过创伤或经历过一段压力特别大的时期的人记忆力变得更差。幸运的是，如果压力减轻，海马体和记忆力也可以得到恢复。

相比同样经历过创伤但没有发展为创伤后应激障碍的人，创伤后应激障碍患者的海马体通常更小。[11、12] 然而，目前尚不清楚海马体是否由于压力感的增加而缩小，或者较小的海马体是否增加了创伤经历后患创伤后应激障碍的风险。有个针对双胞胎的研究或许给出了一个答案：双胞胎中的一人患有创伤后应激障碍，而另一人没有；[13] 另外还有一组双胞胎，其中一人经历了创伤，但没有患上创伤后应激障碍。将两组双胞胎进行对比，结果发现，第一组，即另一双胞胎兄弟姐妹患有创伤后应激障碍的实验参与者，相比第二组，即其双胞胎兄弟姐妹在经历创伤后没有发生创伤后应激障碍的实验参与者而言，前者的海马体明显要更小。这表明，较小的海马体是导致创伤后应激障碍发生的一个危险因素，大脑更容易受到压力负面后果的影响。动物研究也表明，海马体的大小与压力之间有着明显的关联。[14] 因此，我们可以推测，就双胞胎而言，因为两人都是在相似的（可能更有压力的）环境中长大的，所以他们在压力面前的脆弱性增加了（这一点通过较小的海马体得以体现）。然而，儿时的经历和遗传倾向的影响是分不开的。下文我们将会看到，这两者都影响着我们在压力下的复原力。

大脑中另一个对压力敏感的区域是杏仁核。杏仁核分为几个部分：在外侧部分，急性应激 / 急性压力导致树突的分支增加，而慢性应激 / 慢性压力则减少了杏仁核内侧部分的树突数量。[15] 这些结构的变化可能与创伤后应激障碍和焦虑症的症状有关。杏仁核最重要的功能就是产生情绪、识别情绪和处理情绪。当我们看到恐惧或愤怒的面孔时，杏仁核就会活跃起来。在社会经济脆弱环境下（即处于慢性应激）长大的人，他们的杏仁核对这些面孔的反应更强烈（即急性应激）。[16] 在之后的篇幅中，我们将更详细地讨论对应激的敏感性与社会经济地位之间的关系。此处最重要的是，我们理解了环境条件、生理和心理应激反应之间的联系有多么紧密。

创　伤

慢性应激和创伤经历有区别吗？脆弱性－压力模型表明，创伤是一次性的、非常大的压力，是压垮骆驼的最后一根稻草。但是，在极端痛苦的事件中，至少刚开始的过程是不同的：在特殊的创伤经历，如事故或袭击中，当事人十分震惊，往往无法用语言表达他们所经历的一切。一些有过创伤经历的人患上了创伤后应激障碍。这意味着他们仍会重温过去的创伤经历。和正常的记忆不同，这些所谓的“闪回”高度真实，当事人相当于一次又一次地重新体验着创伤经历。闪回可能会以噩梦的形式自发发生，也可能因类似的情境而触景伤情。后者会导致当事人产生回避反应，影响正常的生活。遭遇车祸的创伤后应激障碍患者可能无法再上车，因为这会引发闪回。此外，当事人处于持续的过度兴奋状态，因此会出现睡眠障碍、焦虑和紧张的症状。

目前还不清楚创伤后应激障碍患者的大脑究竟发生了什么。患者的边缘系统过于活跃，而且与健康的人相比，其他本应调节边缘系统的区域也不够活跃。[17]杏仁核属于边缘系统，它在情绪处理中起着十分重要的作用，特别是在处理恐惧和焦虑的情绪时。海马体与杏仁核相互作用，而且在将创伤记忆和相似的记忆联系在一起这件事上，海马体很可能扮演着重要的角色，例如，在发生车祸之后，公共汽车和有轨电车也会触发闪回。

然而，并不是所有对创伤后应激障碍患者的研究都能得出这些结果。症状背后的机制很可能因创伤后应激障碍的形式而异，而且也取决于所经历的具体创伤。经历一次特殊的、危及生命的事件和在伴侣关系中多次经历暴力会产生不同的后果。并不是所有的创伤都和肢体暴力的经历有关，儿童时期所经历的情感忽视也是一种创伤（这种情况可以和慢性应激相提并论）。此外，经历创伤时的年龄也很重要。如果当时大脑还在发育的过程中，创伤会带来特别严重的后果，甚至受影响者所处的发展阶段不同，对可能造成的后果也有影响。例如，青春期之前的创伤增加了女性患上抑郁症的风险，而青春期期间的创伤则增加了患上焦虑症的风险。[18]

正如创伤及其造成的负面后果因人而异一样，每个人适应的过程和经历创伤后的恢复阶段也大相径庭。有些人恢复得很快，另一些人则需要更长的时间。对一些人来说，直到过了很长一段时间后，创伤造成的负面影响才显现出来。有些人甚至始终都没有恢复。但还有一些人却因祸得福，有了良好发展。每个人属于哪一种类型取决于数不清的因素，我们将在下文对此展开讨论。

第三章
衡量复原力

方　法

据估计，可以被归类为“具有复原力”的人，占比在 25% 至 85% 之间。这一范围的巨大差异主要是由于不同的研究采用了不同的方法来衡量复原力。毕竟很难对像复原力这样复杂的行为方式进行简单的量化。或者说，复原力其实不是一种行为方式，而是一种性格品质？仅仅对于这个小问题的思考就足以说明找到合适的测量方法有多困难。

一个相对简单的方法是学校成绩或者工作业绩的提升。特别是在儿童的复原力方面，这种衡量方法被广泛应用。然而，这一方法依然有很大的限制，因为该方法只衡量了一个人的**成就**，却忽略了其情感世界。因此，人们还设计了一些调查问卷，用于衡量个人的满意度和幸福感。此类问卷通常基于受试者的自我陈述，以及什么东西有助于复原力的现有假设之上。在对儿童进行调查的研究中，往往也会询问父母或其他成年照料者，如教师或相关教育工作者。衡量复原力的维度包括了调查个人的性格特征、在社交场合的行为方式、与他人的互动以及与家庭的关系。

衡量复原力的最佳工具是康纳－戴维森心理复原力量表（CD-RISC）①，包括成人复原力量表和简明复原力量表。[1] 量表涵盖不同的领域，即所谓的“项目”。它为我们提供了一条线索：复原力由什么构成，哪些性格特征和行为方式有助于增强复原力。例如，成人复原力量表中的问题涵盖了以下方面：个人优点、自我认知、对未来的展望、结构化、社交能力、家庭凝聚力和社会资源等。在回答问题时，你可以在两种不同的答案之间

---

① 康纳－戴维森心理复原力量表，又称心理弹性量表，基于康纳和戴维森对韧性的操作定义，即“在逆境中茁壮成长”的能力。自 2003 年开发以来，CD-RISC 已经在不同的环境下进行了测试，并不断修改，量表采用李克特氏 (Likert) 五级量表评定法。——译注

进行选择，例如，“我个人的问题无法解决 / 我能解决”，或“我认为我的未来看起来很有希望 / 不确定”，以及“对我来说，结交新的朋友很困难 / 很容易”。除此之外，康纳 – 戴维森心理复原力量表还列举出了许多问题，例如关于如何应对压力，感觉生活是否在自己的掌控之中，耐心、幽默、挫折容忍度和精神状态等。简明复原力量表是唯一一个只询问结果的量表，即问卷填写者处理创伤或者压力的成功程度，以及处理负面事件的情况。

挑战与批评

即使综合了各种不同的衡量标准，例如在学校的成绩或者工作业绩，以及问卷调查的结果，衡量复原力仍然是一个挑战；因为每个人对于“成功的生活”有着自己的定义，每个人的应对策略也大相径庭。在研究中，这个问题也被描述为追问有效性：衡量的标准，即问卷或者学校成绩，实际上真的是在衡量复原力吗？

此外，以自我陈述为基础的问卷也存在一个普遍的问题，即人们对自己的性格和行为做出正确的评估是一件出奇困难的事情。[2] 这背后有着各种各样不同的原因。特别是在回答关于个性特征的问题时，我们往往更倾向于表明我们想要**成为**什么样的人，而不是陈述我们实际上**是**什么样的人。在回答关于某些特定情况下的行为举止的问题时，所谓的“社会期望”也影响着我们的答案。由此，大多数人会把他们的答案往他们认为自己应该做的事情上靠。另一个困难在于我们的行为并不总是一致的。在特定情况下，我们的反应取决于无数的影响因素。生活很复杂，很多事无法通过问卷上的一些问答来判定。以成人复原力量表中的一个问题为例：“我无法向任何人（朋友或家人）敞开心扉讨论个人问题。”假设有一名受试者，其实始终得到了家人们和朋友们的大力支持和关心，但是就在填写问卷之前，却刚刚和伴侣吵了一架，他完全有可能因此而声称自己无法和任何人倾诉自己的个人问题。同理，虽然调查问卷问的是总体情况，但如果一名受试者当下确实遇到了一个无法和别人倾诉的个人问题，他可能会扭曲答案，由此也扭曲了调查问卷的可靠性。而关于社会期望的影响，“我更喜欢和别人在一起 / 独自一人”这个问题是一个很好的例子。大多数人会倾向于说他们喜欢和别人在一起，因为没有人愿意被认为是一个奇怪的、特立独行的人。甚至受试者其实并非故意做出虚假陈述，而是受试者很有可能真的认为自己喜欢花时间和别人在一起，并且因此认为自己是外向的，但实际情况却不是这样。除此之外，提问的时间也可能左右着答案。在忙碌了一天之后，自然希望可以独自窝在家里的沙发上，那么，这时人就明显会更倾向于选择自己更喜欢一个人待着的答案。同理，如果一个人在家里待了一天，十分渴望有人陪伴时，就会自然地倾向于选择另一个答案。当然，受试者应该根据整体情况，而不是根据目前暂时的情况来回答问题。但是，当下的情况总是会或多或少地影响答案。研究人员可以通过让受试者在不同的时间点填写问卷来解决这个问题。若答案相似，则复原力问卷具有良好的再测信度[①]，这也是衡量问卷质量的一个指标。可惜，这并不能消除社会期望造成的答案扭曲。

而且，尤其在谈及复原力的概念时，一次性问卷调查还有一个很大的问题：与其说复原力是一个静态的特征，不如说它是一个动态的过程。因此，在长期研究中调查一段时间内情绪状态和行为的变化才是有意义的。

---

① 再测信度 (test-retest reliability)，又称复测信度、复查信度、重测信度，反映了测验跨越时间的稳定性和一致性，即应用同一测验方法，对同一组被试者两次或多次进行测查，所得结果的一致程度。该信度反映了结果的稳定程度。一致程度越高，稳定性越好。重测的过程考虑了不同的条件带来的测量结果误差，误差与每次施测的情境相关联。——译注

复原力的概念就是指，在创伤事件发生后的一段时间内，恢复正常的过程。这一过程可能各不相同：有些人的情绪几乎没有受到影响；有些人的情绪受到了严重的影响，但在一段时间后就会恢复；而另一些人受到的影响则会长期存在，或者迟发且逐步地显现出来。创伤经历后的个人情况发展可能因人而异。大致可分为“具有复原力的”（影响小，相对稳定）、“恢复痊愈”（最初出现症状，随后逐渐恢复正常）、“慢性痛苦”（经历创伤后，立即开始受到影响并出现症状，且持续较长时间）和“迟发性痛苦”（症状和影响随时间的流逝逐步加重）。只有在事件发生后进行一段时间的观察，才能观察到这些差异。[3]

然而，长期研究非常复杂，而且昂贵，因此这类长期研究的数量很少。必须在受试者经历困难事件或危机时进行招募，然后在较长的时间内对其进行观察。不过这样的调查也是有的，特别是在涉及士兵的军事领域中。然而，大多数关于复原力的研究都是回顾性的，即询问过去有过创伤经历的人如今的行为。与提高复原力有关的一种重要的有效性形式是预测效度①：在多大程度上可以利用所收集的测量结果来预测未来的行为。当

① 预测效度，把测量工具作为未来情况预测指标的有效程度。预测得越准，效度就越高。——译注

我们培养某些品质或行为方式，以求提高未来的复原力时，研究仅仅表明有复原力的人具有某些特性是不够的，因为他们可能是在最初的创伤经历中才习得这些特性的；必须有更多论证可以表明，事先具有某些特定特征的人在经历高压事件或命运打击时，能更有复原力地做出反应。

衡量复原力的另一个难点在于，现有的调查问卷通常是根据对特定人口群体的研究编制的。因为问卷中的问题设定针对某些特定的行为或者性格特征，由此回答的可能性也受到了限制。研究人员利用已有的关于什么能使人具有复原力的假设来研究复原力。如果假设基于可以一般化的研究，这么做也是合理的，是一种通用的科学实践。但心理学研究的一个大问题是，参与者大多是年轻的大学生。这种现象被称为 WEIRD（W-White：白人，E-Educated：受教育程度高的，I-Industrialized：工业化的，R-Rich：富有的，D-Democratic：民主的）。由此带来的结果是，尽管研究结果适用于这一组参与者，但并不能适用于所有人。因此，研究结果并不与所有人相关，旨在提高复原力的措施可能对目标群体不起作用，或者，无法对复原力方案的成功性进行衡量，因为复原力在所研究人群中的表现方式不同。例如，康

纳 – 戴维森心理复原力量表的制定依据有一部分基于 20 世纪 80 年代在一家美国公司的经理层进行的复原力研究数据。我们可以推测，参与者主要是白种人血统的中年男性。这被称为外部有效性不足。有趣的是，这个问题甚至存在于动物研究中：大多数研究只选取雄性动物进行研究，这样就无须考虑雌性处于生理周期时可能出现的额外差异。这意味着我们对雌性机体的了解要少得多。一项根据对雄性小鼠实验得出的结论能否适用于雌性小鼠，不能简单地进行假设，而必须先进行测试。这一点在行为研究中没有那么至关重要，但是，在新药研究中后果可能是十分严重的。

幸运的是，大家对复原力概念的极大兴趣导致现在出现了越来越多的研究，而且涉及越来越多样化的参与者群体。然而，即使有了更多的研究，如果仅仅依赖于先前收集的数据所产生的已知的复原力测量维度，结果可能也是扭曲的。例如，女性很可能使用与男性不同的应对战略，或者一种特定的战略只对特定的人群有效。尽管有各种各样的不足，我会参考许多经典的复原力研究，而且尽力将重点主要放在有代表性的参与者群体和长期观察的研究上。

第四章

什么影响了我们的复原力

关于复原力究竟是一种与生俱来的特质，还是一种后天习得的能力，研究界意见不一。越来越多的证据表明，就像在大多数情况下一样，天赋和经验的结合决定了我们的复原力。大多数关于复原力的研究调查的是在困难条件下长大的儿童和青少年，或者父母一方患有精神疾病的儿童和青少年。由于士兵往往会有创伤经历，他们也是复原力研究的重点。如果考虑到研究人员的方法，关注这些群体是有意义的：为了理解复原力，当然希望有一个尽可能一致的参与者群体和明确的“结果”变量，也就是说，可以更好地衡量的对象。在这方面，儿童和青少年作为一个群体特别有趣，因为我们能够从人生的某一特定且特别敏感的成长阶段来研究受试者的发展。而士兵则代表了一个历经严重的、明确的创伤经历的受试者群体。然而,研究成年后失去父母的影响要复杂得多。这一事件对每一个当事人都有不同的心理影响,而这种影响又因一个人所处的人生阶段而有很大的差异。研究与工作压力有关的复原力也同样困难,因为工作压力可以有很大的不同,而且很难量化。然而,也有这样的研究,例如,调查护理人员或患有精神疾病儿童的父母的复原力。除此之外,在老龄化社会里,针对老年群体的复原力研究也在广泛开展,研究人员试图找出什么有助于“成功老化”。比如,没有严重的疾病和残疾,保持良好的身体机能和精神,可以被视为成功老化。

对所有这些不同参与者群体的研究也表明,多维的影响因素导致每个人面对压力和创伤经历做出的反应不同,具有的复原力的程度不同。这些因素包括:内部因素,如个人的天性和经历;外部因素,如家庭环境和社会支持。

我想在这里粗略地总结一下这些影响因素,但是,我在下方列出的清单并不是完整的,哪些应对策略与哪些个性特征和环境条件相结合才能成功,仍然因人而异。

有助于具有复原力地应对压力的个性特征、特质和能力包括：

——灵活性和适应性

——自我意识，积极的自我感知

——抽象和反思的能力

——结构化和自律

——社会能力，包括寻求帮助的能力

——情商

——幽默

——基本信任

——挫折容忍度和耐心

——调节情绪的能力

——坦率和外向

——积极解决问题

——教养

最重要的外部因素包括：

——家庭凝聚力

——可靠和有爱心的照顾者

——良好的社会参与感

——归属感

——来自社会的尊重和认可

——家庭外部的其他社会资源

其他那些既取决于内部，也与外部因素息息相关的影响因素包括：对未来的积极看法，适当程度的现实主义，自主感和生活方式等。

遗传、环境影响和复原力之间的联系还远远未被充分理解，而且其中关联极其复杂。本书无法深入细节详述。以下各小节将通过举例对不同的影响因素进行概述。

天性：遗传学和表观遗传学[①]

在能够影响复原力和对压力的敏感性的生物学因素之中，最明确的首要因素是遗传倾向。然而，研究还远未了解个体基因组成和复原力之间的联系。下面我们举几个例子来看一下。

不同的生理系统参与了应激反应过程，而这些生理系统由许多不同的基因控制着。由此，整个机体都

---

① 表观遗传学（英语：epigenetics），又译为表征遗传学、拟遗传学、表遗传学、外遗传学以及后遗传学，在生物学和特定的遗传学领域，其研究的是在不改变 DNA 序列变化的前提下，通过某些机制引起可遗传的基因表达或细胞表现型的变化。表征遗传学是 20 世纪 80 年代逐渐兴起的一门遗传学分支学科，是在研究与经典的孟德尔遗传学遗传法则不相符的许多生命现象的过程中逐步发展起来的。——译注

参与了应激反应和复原力的形成：从 HPA 轴到免疫系统和消化，再到个体的认知和社交能力。即使我们只关注 HPA 轴，也有无数的基因可以调节应激反应。例如，对压力敏感的人可能糖皮质激素受体较少，而糖皮质激素受体能够调节 HPA 轴的负反馈机制。受体有各种各样不同的类型。它们对皮质醇的亲和力（即与皮质醇结合的程度）可能不同。皮质醇与受体结合后，产生一个复杂的信号通路，通过信号传导控制细胞对皮质醇的反应。这种信号传导的有效性可能因个体而异，并由不同的基因控制。在细胞内信号的传递过程中，不同的物质也发挥着作用。这种信号传导所必需的单个蛋白质的数量可能会影响整个应激反应。

对人类进行基因研究的一个问题是，一个家庭中测得的相似性要么来自相似的基因组成，要么来自相似的经历和环境影响。因此，比较同卵双胞胎和异卵双胞胎的研究很受欢迎。双胞胎在相似的环境条件下成长，但具有不同数量的相同 DNA（同卵双胞胎为 100%，异卵双胞胎约为 50%）。然而，即使是像血液中皮质醇量这样相对容易测量的压力指标，也依然得不到明确的结论；虽然一些研究证明了遗传影响，但另一些研究则没有发现任何联系。[1]

即使在有复原力的人和没有复原力的人身上发现了不同的基因组成，也无法明确说明它们对以后生活的影响。并不是所有的基因都是活跃的。表观遗传学致力于研究是什么导致了基因的“开启”和“关闭”及其影响。通过连接一个特定的分子（即所谓的甲基），一个基因可以被调节。这种 DNA 甲基化的效果取决于受影响的基因，以及甲基是激活还是停用该基因。

对老鼠和人类的研究表明，糖皮质激素受体基因（称为 Nr3c1 基因）有助于抑制皮质醇信号传导，该基因的甲基化影响着个体的脆弱程度和复原力强弱。在受到母亲特别关注的老鼠体内，Nr3c1 基因比母亲不太关心的老鼠更为活跃，而且它们比成年老鼠更有复原能力。[2、3] 在成年后，用药物对应激更敏感的老鼠进行治疗，使其基因去甲基化。这会导致 Nr3c1 基因再次变得更活跃，成年大鼠的应激复原力得以增强。[4] 因此，通过甲基化对基因活性的改变与老鼠的应激反应直接相关。这些结果也可以应用于人类。在一项对儿童时期遭受虐待的自杀受害者的死后研究中，人们发现这些受害者大脑中 Nr3c1 基因的甲基化程度更高。[5] 而且，在童年时遭受虐待的抑郁症和边缘性疾病患者体内，也发现了应激激素①受体的失活现象。[6]

应当清楚的是，个人的复原力或对压力的易感性取决于遗传和表观遗传因素之间高度复杂的相互作用。甲基化可以持续于个体的一生中，这就是为什么它经常被描述为一种分子记忆。[7]然而，甲基化并不是不可逆转的，在大多数情况下是非常动态的，因此可以根据不断变化的环境条件而相应调整。[8]这是一个好消息，因为它意味着我们不只是“听命于”基因组成，而是可以通过我们的行为来改变遗传倾向的影响。

出生前和幼儿时期的经历

甚至在出生之前，环境的影响就可以塑造未来的人。神经系统的发育从在子宫中生长发育开始，一直持续到成年。在怀孕的头几个月，神经细胞形成。在孕期的后半段，轴突（即神经元之间的连接）形成了。大脑首先形成许多连接，然后根据使用情况，这些连接在儿童和青少年时期要么被分解，要么被加强。孩子的大脑是具有高度可塑性的，可以说为所有的情况做好了准备。孩

① 高等动物的应激激素主要有促肾上腺皮质激素、糖皮质激素、血管紧张素等。——译注

子可以灵活地不断做出调整来适应外界环境，这就是童年的经历对以后的生活如此重要的原因。这种适应从婴儿未出生前就已经开始，婴儿的大脑已经为婴儿出生后将要面对的世界做好了准备。

研究未出生婴儿的复原力是很困难的，因为我们所理解的复原力实际上最早要到幼儿园年龄段才会显现出来。因此，科学研究从另一个角度探讨了这个问题：是什么增加了婴儿对压力的敏感性？在这方面，很多研究表明，母亲所经历的压力会影响未出生婴儿压力系统的发展。研究表明，母亲经常经历高压（例如可以通过皮质醇水平来衡量压力高低），会导致婴儿的运动和认知能力发展迟缓，而且应对压力情况的适应能力也会较差。[9]

怀孕开始时面临压力的情况尤为棘手，而孕晚期时，如果母亲体内皮质醇水平较高，婴儿认知发育更快。[10]如果孕妇处于焦虑恐惧之中，会对婴儿的发育有负面影响，甚至造成婴儿的脑白质发育不良，即神经通路的发育异常。[11]这些神经通路对认知灵活性很重要。对孕期经历过自然灾害或失去伴侣等创伤经历的母亲的研究也表明，受影响的儿童患孤独症、多动症、抑郁症或者精神分裂症的风险更高。

此处应当指出的是，在承受高压期间，一些其他的负面影响因素也可能伴随而来，并大量累积。而在一项研究中，将压力对未出生婴儿的影响与其他的负面影响因素区分开来是一个巨大的挑战。因为我们并非生活在标准化的实验室里，不仅被动地暴露在压力下，而且我们还会对压力做出反应，例如食用快餐、服用药物、吸烟、摄取酒精等。此外，在对人类的研究中，很难将压力的影响与遗传倾向分开。更容易受到压力和焦虑影响的母亲可能会将相关的特征遗传给她们的孩子。然而，动物研究可以将这些影响因素分开，并表明高水平的皮质醇对神经细胞及其连接的发育有负面影响，导致海马体变小。[12] 此外，产前应激似乎改变了未出生婴儿的 HPA 轴，使婴儿血液中的皮质醇水平更高，[13] 即在应激反应中，皮质醇的分泌会增加和延长。[14] HPA 轴的反馈机制也受到影响：母亲的应激经历导致儿童海马体中糖皮质激素受体的减少，而糖皮质激素受体是应激事件后恢复正常所必需的。[15]

另一种研究压力对早期发育影响的方法是研究早产儿。医疗的必需操作——婴儿与大量的管子和仪器相连——是压力的主要来源。研究表明，早产儿的神经连接发生了变化。[16] 这些变化影响着负责认知和社会表现的网络，例如从皮层延伸到基底节和丘脑。事实上，

早产会给人带来终生的影响，早产的人在年老时患上神经认知障碍和痴呆的风险更高。[17、18]

研究表明怀孕期间的创伤经历会影响孩子的正常发育，这证明母亲产前应激会影响孩子的应激反应。这种联系的确切机制还没有得以完全阐明，但所有的证据都表明，母亲的 HPA 轴活动和未出生婴儿的 HPA 轴活动之间有联系。然而，有压力的孕妇不应过早担心，因为对老鼠的研究表明，产前压力的负面后果可以在之后通过积极的环境影响抵消。[19]

关键在于婴儿时期和蹒跚学步的阶段，这既是一个机会窗口，也是一个敏感的阶段：这一时期中所有的经历，无论是积极的还是消极的经历，都有着特别强烈的影响。童年时期的创伤经历与青春期和成年期的精神问题有着明显的联系。这种联系可能是通过 HPA 轴对压力更为激烈的反应来介导的。[20、21] 导致这种敏感度增加的重大创伤性的童年经历包括虐待和暴力经历。而且，情绪上的忽视也会影响个人对压力的敏感度。

对于婴儿和蹒跚学步的儿童来说，与照顾者的联系至关重要。牢固的联系为孩子对世界和他人的信任奠定了基础。知道别人会在你需要的时候帮助你，是复原力的一个重要组成部分。照顾者的爱、关心和认可增强了孩子的自尊。安全的依恋关系使一个蹒跚学步的孩子能够独立探索环境，这反过来又增加了他的自信。

可能在人生的早期阶段，一种特别重要的行为方式就已经奠定了基础：有复原力的人积极处理问题，并满怀信心地期待他们的行动会获得成功。这种特征与所谓的“习得性无助”[22]正好相反，这种行为方式常见于抑郁症患者身上。[23]“习得性无助”这个词最初来自行为研究，描述的是当动物再次受到厌恶性刺激或者无法控制的压力时，例如响亮的声音或者处于级别更高的动物的持续注意之下，但却无法逃脱这种不愉快的刺激时，它们就会放弃逃跑的尝试。因此，它们表现得很被动，即使在不愉快的刺激下，也不会试图逃跑。这种情况也适用于人类[24]：那些经常陷入不愉快的情况，且觉得自己无能为力、无法控制局面的人或早或晚总是会选择放弃，默默忍受这种情况。在人类中，这种行为模式——被动、失去控制的感觉——也适用于其他各种各样的情况，并且成为一种广泛的基本操作。这意味着即使改变是可能的，这类人也不会试图采取任何行动。

另一方面，感觉到自主性是复原力的一个重要特征。在幼儿早期，父母可以给孩子一个机会，让他积极并成功地处理一种不快的情况。婴儿还没有太多的应对方式可以选择。一开始，他只能通过制造出一些声响和哭泣来吸引人们的注意。如果父母对婴儿的这些行为做出反应，孩子从小就知道自己可以控制不快的刺激（例如饥饿），并且可以积极地对抗压力因素。事实上，早在 20 世纪 70 年代的研究就表明，照顾者对婴儿所发出的信号反应越多，孩子的认知发展就越好。[25] 实验表明，可以控制外界刺激的婴儿能够更好地理解自己的行为和环境中发生的事件之间的更复杂关联。[26]

能够让儿童的压力系统更有复原力的好做法有身体接触和爱的关怀。这方面的证据来自对老鼠的研究。[27] 有些老鼠妈妈比其他老鼠妈妈更多地舔舐它们的幼崽。在成年后，照顾方式不同的老鼠妈妈的后代之间也出现了不同的差异：那些在婴儿时期被舔舐过很多次的老鼠，在经历压力事件后，血液中的皮质醇减少。[28] 再次结束应激反应的反馈机制在这些大鼠身上也更加有效。正如我们已经看到的，这种关系背后一个可能的机制是 HPA 轴的表观遗传调控。

在行为上，经常被舔舐的老鼠也不同于那些不太被照顾的老鼠：它们更勇敢，更善于探索周围的环境；它们不那么畏畏缩缩，更容易适应新的情况。此外，当它们有了孩子时，对孩子也更加关心。因此，关心和对压力的敏感可以代代相传，而不一定是遗传的。从进化生物学的角度来看，这些联系是有道理的：如果老鼠妈妈生活在危险的环境中，它的压力会更大。通过减少对幼崽的舔舐，它们对压力变得更加敏感，但也变得更加谨慎和克制——这些行为方式是它们在危险的环境中生存所需要的。不幸的是，对我们人类来说，这种联系是没有意义的，而且恰恰相反：如果孩子出生在一个特别有压力的环境中，那么，他应该从父母那里得到大量的爱、关心和支持，而且这一点尤为重要。

压力和免疫系统

自 20 世纪 90 年代以来，人们就知道压力会激活我们的免疫系统。免疫系统会与有害细菌等病原体做斗争。然而持续活跃的免疫系统和相关的体内炎症水平升高也会带来负面的后果。通过血液中的细胞因子，如干扰素或白细胞介素的数量，可以测量炎症的情况。这些促炎细胞因子①是免疫细胞为了对抗内部或外部应激因素而

① 促炎细胞因子，通常调节免疫细胞的生长、活化、分化以及归巢至感染部位，旨在控制并根除细胞内病原体(包括病毒)。比较常见的促炎细胞因子包括白细胞介素 –1 (IL-1) 和肿瘤坏死因子 α (TNF alpha)。——译注

生成的。和其他的应激反应一样，这也是一个合理的过程，因为当免疫系统变得活跃时，可以更好地对抗应激的外部因素，例如病原体。但在这种情况下，慢性的长期精神压力也会导致长期被激活的免疫系统出现适应不良的反应。

这种免疫系统被长期激活的后果包括类似抑郁症或焦虑症的症状。[29]这两者之间确实存在关联：慢性炎症患者患抑郁症的风险增加了六倍，而且抑郁症患者也会出现炎症标志物增加的现象。[30]根据自己的亲身经验，许多人肯定都知道压力和消化系统之间的联系：长期的压力会损害肠道功能，甚至会严重损害肠道，导致肠易激综合征。这不是一个孤立的临床现象，研究表明，肠道健康、心理健康和免疫系统之间是息息相关的。因此，复原力研究人员玛德莲·普法和斯考特·卢梭写道："由压力引起的疾病以及对这些疾病的复原力可以被认为是大脑和许多内源性系统协调活动的结果。"[31]基于这些联系，科学家们提出了一个假说，即体内的炎症水平会影响个体对压力的复原力。至少这一点已经在小鼠身上得以证实：对应激有复原力的小鼠不仅血液中的应激激素皮质醇含量较低，而且全身的炎症程度也较低。[32]

这意味着免疫系统和复原力是相互影响的：那些对

压力敏感的人，他们的免疫系统也会被削弱，而那些免疫系统减弱的人会对压力更加敏感。当我们讨论提高复原力的策略时，这一点将是十分关键的。因为提高复原力的策略不能仅仅是心理战略，即围绕提升心理健康的策略——相反，我们必须将身体的健康也纳入考量范畴之内。

童年和青少年时期

童年和青少年时期是高度敏感的发展阶段，为人生的未来确立了方向。在童年和青年时期，大脑不断发展，并去适应环境。[33] 在这一阶段，消极的经历可能会给一生蒙上阴影，但通过积极的经历、敏锐的支持和有针对性的干预措施来加强复原力的可能性也非常大。

全世界有 10% 至 20% 的儿童和青少年患有精神障碍，[34] 最常见的是注意力和多动障碍、社会行为障碍，以及焦虑症和抑郁症。摄入不合适的物质，即经常大量饮酒或吸食其他毒品，在青少年问题中排名第五。[35] 这些数字也反映了德国儿童和青少年精神问题的发生率。[36] 而儿童和青少年时期的精神问题反过来又增加了成年后患精神疾病的风险：大约一半的成年患者在青少年时期就患有精神疾病。[37]

不论是德国，还是在全世界范围内，近年来诊断出的儿童和青少年精神障碍病例都有所增加。我们必须谨慎并且有区别地看待这一事态的发展。这看上去既指心理问题的实际增加，也指被归类为有问题或不符合标准的行为的增加。特别是关于注意缺陷 / 多动障碍的讨论越来越多。无须深入研究，我们都能够注意到这一现象背后有两个因素的结合：一是母亲的肢体接触减少、刺激变多和压力增大，二是孩子出现注意缺陷 / 多动障碍的实际发生率增加了。然而，以下数据表明，可接受行为的标准化也导致了更多的病例诊断：2017 年，45% 的 5 岁男孩被诊断为发育障碍。[38] 几乎一半的男孩被认为患有发育障碍，这一结论不可能与现实相符。因此，行为的标准化、父母和儿科医生的期望以及环境都是影响因素。众所周知，男孩的发育比女孩慢，尤其是在上幼儿园的年龄，男孩表现出对体育活动的极大需求和对嬉戏打闹的兴趣。不幸的是，这些行为方式往往被病态化了。但我将在下文中探讨，为什么这些行为是自然而且重要的。

对儿童的心理和发展产生负面影响的因素可能各不相同。困难的家庭条件和较低的社会经济地位（见下文）导致了持久的压力，并且与心理问题的产生有关，这种影响通常会一直持续到成年后。一次性或反复发生的创伤，即严重的负面事件，据估计有 30% 的儿童和青少年遭受过这种创伤，他们遭受精神问题的风险增加了 50%。[39]

我们需要更加深入地研究儿童和青少年的复原力是什么样子，以及他们是如何发展复原力的。在儿童和青少年时期，人可以习得一些有益的策略和行为方式，为应对压力构建一定的基础。对儿童来说，与父母的关系仍然是最重要且最有影响力的关系。[40]父母在处理负面经历和压力方面发挥着榜样的作用。蹒跚学步的孩子是特别好的观察者，他们会模仿父母的行为。当一个蹒跚学步的孩子看到父母为了小事而生气时，他们也会表现出类似的行为。例如，如果父母在有东西掉下来时大声咒骂，那么，婴儿很快就会学会同样的语句，使用同款手势。这似乎是无足轻重的小事。然而，正是这些微小的日常最终形成了一种行为模式，决定着面临压力时，我们如何做出反应；而且也决定着长大后面临更复杂的情况时，我们如何应对。孩子们在细枝末节中，即在日常生活和游戏中，逐渐习得行为方式和情绪反应。随后，在更大的范围内，在外部世界和成年后，他们会继续运用这些行为方式和情绪反应。

我们不是被动地任由自己的情绪摆布，而是有能力调节自己的情绪的。情绪调节绝不意味着忽视我们的感受。“情绪调节”一词既可以意味着我们加强或者维持一种情绪，也可以意味着我们弱化一种情绪。情绪调节可能是我们有意为之，也可能出于下意识。情绪调节策略可以分为五类：

1. 有针对性地选择或避免经历某些情绪的情况（例如在发生事故后不开车，以避免相关的恐惧）；

2. 调整情境（只在车流稀少的乡间小路上行驶）；

3. 控制注意力（开车时听音乐，以分散注意力）；

4. 对情况的重新评估（告诉自己再次发生事故的可能性很小）；

5. 调节反应（通过深呼吸减少焦虑）。

成功的情绪调节还包括为当前情况选择合适的策略，并能够随着时间的推移动态地调整策略。此外，还有一些方法可以调节情绪（例如饮酒以减轻焦虑），但从长远来看，这些策略是适应不良的（另见应对机制）。

成年后，我们大多数人或多或少都很好地掌握了这些策略。然而，一个蹒跚学步的孩子首先必须学会调节自己的反应和情绪。[41] 为此，他需要得到照顾者的反馈和支持。孩子需要与他的照顾者建立牢固的联系，这一点尤其重要。[42] 幼儿在与他人的互动中，学会解读自己和对方的情绪，以及调节对负面事件的反应。例如，孩子受伤了，如果母亲因此而安抚和抚摸孩子，孩子停止哭泣的速度会明显快于母亲忽视孩子情况下的速度。通过母亲的关注，HPA 轴的反馈效应增强了。

具有高度复原力的其他重要因素包括积极的自我形象和良好的自信心。这方面的基础也是在幼儿期奠定的。依恋理论①认为，与照顾者的关系是至关重要的。与照顾者的牢固联系使儿童能够自信并勇敢地面对世界，因为他们知道父母为他们提供了安全感和支持的基础，永远可以为他们托底。安全的依恋关系有助于儿童的独立性。因此，这不是一个孩子经常与父母待在一起的问题，而是孩子能否发展出足够的信任，相信父母会在他需要帮助的时候帮助他。[43] 这一点与习得性无助的

① 依恋理论，“依恋理论”是有关心理学概念“依恋”的一种理论（或一组理论），起源于对动物的观察及实验。“依恋”是寻求与某人亲密的并当其在场时感觉安全的心理倾向。一般被定义为婴儿和其照顾者（一般为母亲）之间存在的一种特殊的感情关系。它产生于婴儿与其父母的相互作用过程中，是一种感情上的联结和纽带。——译注

话题是重叠的。父母对婴儿发出的试图交流的声响和哭声做出快速且可靠的反应，这对孩子以后的独立有益；而不是像人们经常错误猜想的那样，快速响应加重了孩子对父母的依赖。此外，安全的依恋是由父母始终如一的行为塑造的，因为这也创造了信任：孩子会知道，父母在某些情况下会做出反应，还有可以期待父母做些什么。

对于学龄儿童来说，会有更多的影响因素，特别是人的影响。在这个阶段，与朋友的关系变得更加重要。此外，学业成绩以及参与课外活动也变得更加重要起来。其他成年人，如教师和教工，通过提供更多的支持、身为榜样或导师的机会来补充除了家庭关系以外的关系。如果直接的照顾者不能提供足够的指导，学龄儿童就会从其他榜样身上学习。在处理糟糕的家庭情况时，不论有意识或者无意识，不少儿童在这个年龄已经表现得具有复原力。例如，他们会建立密切的友谊关系，经常拜访家庭关系良好的朋友。

对青少年来说，家庭之外的关系变得愈发重要。比起成年人，青少年对压力更敏感。这种对压力敏感度的增加并不是（或者说并不完全是）由这一生命阶段中经历的复杂人格发展造成的。[44] 即使是“青少年”老鼠也比成年鼠分泌更多的压力激素。[45] 从青春期过渡到青年的这几年被认为是个人发展的关键时期。与复原力相关的大脑区域，如杏仁核、海马体和前额叶皮层，在青少年时期时仍然都还在发育中。[46] 大脑灰质（即神经元细胞体所在的区域）进入青春期后开始逐渐减少。这一机制可以理解为大脑变得更有效率，只有所需的神经细胞才会被保留和加强。然而,大脑不同区域之间的联结(即所谓的脑白质①)，一直到中年都在不断增加。对于复原力来说，有助于自我控制和情绪调节的大脑区域之间的联结尤为重要。一项针对受到社区高犯罪率影响的青少年的研究表明，那些在这方面功能强大的人表现出复原力特别强的行为。[47] 然而有趣的是，这并没有直接体现在他们的心理健康上，被归类为有复原力的青少年的抑郁程度并不亚于他们的对照组。复原力对心理的影响可能只有在一项长期研究中才会显现出来；然而，以自控力和情绪调节的形式反映出来的复原力，其基础在儿童和青年时期已经奠定。

① 脑白质，作为大脑的正常组成部分，是大脑内部神经纤维聚集的地方，由于其区域比细胞体聚集的大脑表层颜色浅，故名脑白质。脑白质一般集中在半卵圆中心、基底节区，是神经元轴突和髓鞘所集中的部分，也就是传导束所在的位置。——译注

特别是在敏感的发育阶段，许多高压的经历可能会延缓或者改变大脑的发育。在动物实验中，青春期有规律地暴露在压力源中的老鼠在成年后表现出更严重的抑郁症状。[48]然而，即使是在这些在受控的实验室条件下长大的动物中，也存在着巨大的个体差异，即一些老鼠比另一些老鼠更具有复原力。对此一个已知的解释是，母亲对孩子不同程度的照料关心可能调节了 HPA 轴的发育，从而产生了差异。

然而，我们不应从中得出错误的结论，即儿童和青少年必须在温室中长大，得到完全的保护，不能受到压力和负面经历的影响。研究表明，儿童时期的压力与长大后的复原力之间的关系就像一个倒置的 U 形（见下图）。过少和过多的压力都会导致复原力下降，而最佳水平的压力让年轻人得到了充分的历练，却又不会对他们造成伤害。我们可以把这看作一种应激疫苗，只不过训练的是复原力，而不是免疫系统。[49]因此，对灵长类动物的动物研究表明，有规律的、轻度的应激源，如与母亲的短暂分离[50]、面对新的刺激[51]或猫的气味[52]，可以使 HPA 轴的调节得到改善。在这些研究中，至关重要的一点是，应激因素应该是温和的，而且是在动物意料之内的。该实验的结论很可能也适用于人类。

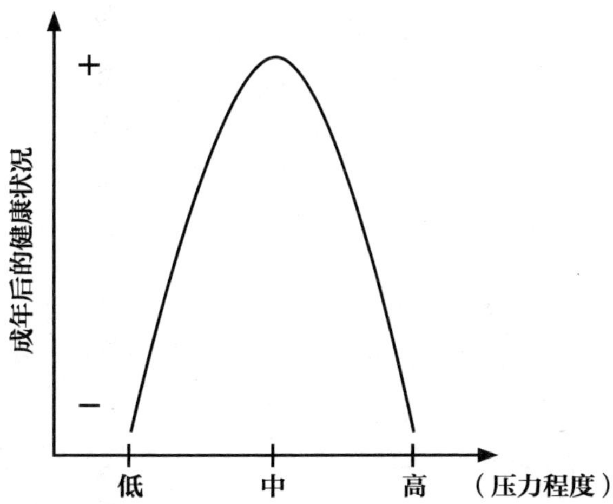

倒U形的曲线阐明了压力“疫苗”的概念：中等程度的压力与健康的心理和生理状态最为相关。而不论是童年时期被过度保护，还是面临大量的压力，都会导致成年后的艰难。

儿童时期的压力因素在某些程度上可以适用于成年生活，并可能产生一定的影响。[53] 例如，一个经常与兄弟姐妹吵架的孩子可能可以很好地应对同事间的麻烦关系；但是，在自然灾害面前或者经历失去亲人等创伤时，却是无助的。更难的是，每个儿童都具有和遗传因素、幼儿早期经历有关的个体脆弱性。例如，有一项研究调查了神经递质 5- 羟色胺转运体基因。该基因功能异常的人，如果在童年时经常处于压力之中，在成年后患抑郁症的概率更高。[54] 为了调节儿童的 HPA 轴，将压力水平设置在一个什么样的水平才是最佳的？遗憾的是，由于上述的个体差异，无法确定最佳的压力水平是多少。我将在第五章进一步讨论这一点。

社会经济因素

社会经济地位通常由收入、教育和职业等因素综合定义。医学和心理学研究表明，社会经济因素对生理和心理健康起着决定性的作用，[55] 而且家庭的社会经济地位与儿童的复原力之间有着明确的联系。[56] 问题在于，哪些因素控制着这种联系，以及如何打破由此产生的恶性循环。这就是我们要研究的内容。

对儿童来说，能够增强复原力的能力和品质包括：识别和控制自己感受的能力、控制冲动和倾诉交流的能力、寻求他人支持的能力、安全感和社会参与感。这些品质很多都属于所谓情商的心理学概念。现在看来，情商、一般智力、社会经济地位和复原力之间是相互联系的。[57]

父母的社会经济地位对儿童学业成绩的影响，几乎与儿童的智商对学业成绩的影响一样大。[58] 而且，父母的社会经济地位也影响儿童的智商。来自社会经济地位低下家庭的儿童在两岁时的智商测试中，平均得分要低6分。而在接下来的15年里，这一差距增加了两倍！[59] 这是令人震惊的结果，但同时也是一个机会。我们应该能够通过提供足够的帮助来扭转这一趋势。为什么这是至关重要的？智力被公认为是最能预测个人教育、工作和健康程度的品质[60]，而所有这些也是复原力的衡量标准。按照对双胞胎的研究所得出的结论，50%的智力是可遗传的，那么，剩余的50%则可以受到环境条件的影响。智商测试衡量的是个人分析和语言方面的智力，情商更能增强复原力。[61] 正如我们已经知晓的，识别、表达和调节自己情绪的能力是高复原力的核心。[62] 与智商值一样，情商值（即衡量情商的相应指标）也与社会经济地位有关。[63]

然而，此处阐述的关联并非机械的。我们必须进一步追问：为什么情商和一般智力都与家庭的社会经济地位有关呢？父母的收入、教育、职业与孩子的复原力之间的关系是如何关联起来的？这些机制非常复杂，因为我们面对的并不是一个而是多个不同的影响因素，其中每一个单独因素的影响都有限。

例如，出生在社会经济地位较低家庭的儿童，他在出生前就处于不利地位。从统计数字上看，他们的母亲在怀孕期间得到的照顾较少且较差，而且更有可能饮酒或吸毒。[64]在儿童早期，其他因素也会影响儿童的身体和认知发展，例如饮食或环境毒素（如香烟的烟雾）。父母较低的社会经济地位与较高的炎症标志物[65]有关，而炎症标志物又可能通过免疫系统对复原力产生负面影响。较差的医疗保健对儿童发展的影响程度也取决于国家对家庭的帮扶支助。[66]因此，在这方面，政策制定者可以通过干预行为来进行改善。

对于认知发展（即情商和智商），大脑需要足够的刺激。这进一步揭示了社会经济地位与复原力之间的联系背后的机制。如果父母受过高等教育，从事一项高门槛的工作，[67、68]且与他们的孩子进行了更频繁且更深入的交流，那么，也就为孩子们提供了更多的刺激和新体验的机会。例如，来自社会经济地位较低家庭的儿童外出郊游、参观博物馆或者观赏剧院演出的频率始终处于较低的水平。[69]然而，这些文化资源是儿童情感和社会能力发展过程中特别重要的因素。[70]孩子的语言发展与复原能力息息相关，因为只有找到合适的词语，他才能表达自己的情绪或者寻求他人的帮助。此外，社会经济条件较好的父母通常会为孩子提供参加体育运动或学习音乐类课程的机会，这两种活动都能减轻压力，并教会孩子通过运动或创造力发泄被压抑的情绪。在这方面，也可以加大对来自较贫穷家庭出身的儿童的支持，例如，父母参加亲子课程或者在儿童保育机构中有针对性地帮助孩子们。此外，早期干预似乎对孩子的情绪能力也很重要。儿童早期的适应障碍与攻击性和犯罪等对外行为有关，但也与青春期的抑郁等内化问题有关。[71]

在学龄儿童中，来自困难家庭的儿童有机会找到新的榜样，并面临新的体验和教育机会的挑战。然而，研究表明，在学校里，这种对弱势群体的歧视往往会进一步加重[72]：教师对来自社会经济弱势家庭儿童的评价较低，给予他们的关注较少，并且对他们良好表现的赞扬也较少；这反过来又导致学生产生挫折感，从而使消极的负面刻板印象进一步固化，孩子的自信心也会被削弱。

这里，我们无法详细分析社会经济因素与复原力因素之间的总体联系。我想强调的最后一点是父母身上的生活压力。父母不稳定的工作也给孩子一种不安全感和不可预测性。这反过来又对儿童的自我意识和自主性产生负面影响，而这两点都是组成复原力的重要因素。此外，需要担心经济、健康或住房状况的父母，可能会焦虑或抑郁，对子女关心照料的能力也较低。他们更多地使用以控制为基础的育儿策略，给孩子带来的温暖较少，也很少会换位思考。[73] 在这方面，我们也找到了一种从外部和通过社会努力打破恶性循环的方法：帮助父母尽量减少不稳定的生活和工作条件，使处境较差的儿童体验到更多的安全感和信心，从而加强孩子对自己以及周围环境的信心。

复原力与文化

我们如何处理创伤性的经历，我们觉得有什么压力，我们如何融入社会环境，以及我们在社会关系中得到多少支持，这些问题都在很大程度上与我们所处的文化有关。此论听上去似乎微不足道，但却可能带来影响深远的结果。我们举一个例子来说，发达国家的精神病患者康复的可能性低于一些发展中国家的患者，而这背后的原因似乎纯粹是文化上的原因。在许多文化中，听到某些声音并不被认为是幻觉。这些声音通常被理解为友好的灵魂或祖先的声音。而且大家听到的内容也各不相同：欧美的当事人听到的往往是咄咄逼人的声音，而加纳①的人们听到的是平和的要求，例如洒扫除尘。他们不认

① 加纳，即加纳共和国（The Republic of Ghana），位于非洲西部，是非洲经济增长最快的国家之一。——译注

为这有威胁性，只是觉得很烦人。[74] 在德国，当事人会被作为精神病患者送进医院，由此产生的耻辱往往使病人成了社会的局外人。而在其他文化中，当事人被分配到一位导师（往往是一个有类似经历的人），由此得到了周围人的支持。同样的情况也适用于因创伤或长期压力而出现精神问题的人。被当成病人的污名化可能会导致人们的社会孤立，这反过来又会加剧心理问题。那些由于对负面经历的反应而自认为虚弱或生病的人，即使迅速康复，预后也较差。[75]

整体上可以说，如果当事人所处的文化背景有助于周围人的接纳，促进对当事人的帮助，那么，这种文化就增强了复原力。特别重要的一点是，负面事件是可以谈论出来的。如果被强奸的妇女不能把事情告诉任何人，因为犯了社会禁忌，甚至她们自己将面临被指责和被指控的危险，那么，她们就不可能好好处理所经历的一切，并开始康复的进程。再举一个例子，在尼泊尔文化中，负面事件被理解为不良的因果报应，应该由当事人自己或他们的祖先对此负责。不幸成了“恶业”，成了一种耻辱，这也是当事人很少寻求帮助的原因。[76]

文化与复原力之间的相互作用是复杂的，且发生在各个方面。很多时候，我们不仅属于社会的多数文化，而且也属于少数文化。尤其是儿童和青少年，他们经常处于不同文化之间的紧张状态，不仅是在他们有移民背景的情况下，也是因为年轻人的文化与父母辈的文化不同。例如，亲密的家庭关系和对家庭中最年长的孩子的尊重可以作为一种保障和指导，并加强复原力。而另一方面，坚持传统又可能会削弱儿童和青少年的适应能力，使他们无法在家庭系统中抵御虐待和暴力。

由于文化与复原力之间复杂的相互作用，研究人员建议开发新的方法来研究复原力的形成，[77]因为在某些情况下，问卷和访谈只能收集到不充分的数据。先进的方法包括通过摄影、视频和音乐等不同的媒介创作自画像、关系图或时间线。这种方法试图减少研究人员和受试者之间的等级感，从而改进所收集的数据。在集体主义文化中，小组工作和讨论可能比个人面试更成功。[78]多媒体方法提供了更容易进行对话和克服沟通障碍的机会。然而，在评估数据时，研究人员的视角很容易影响问题的重点和对材料的解读。因为什么是成功的生活，这类问题也取决于文化期望[①]和愿望。不同社会内的青少年会将复原力与不同的价值联系在一起：尊严、家庭

① 文化期待，指基于某种民族的或社会群体的文化圈而形成的，对事物或传播信息的某种预先的认识倾向或态度。——译注

荣誉、成功的社会经济标志、尊重和社会地位。[79] 在德国，许多文化也在相互影响，如前所述，不仅对有移民背景的人，而且对年轻人也是如此，他们对美好生活的看法往往与父母的看法不同。从这个方面来说，重点在于所有调查和干预应当将被调查群体的观点纳入考量。

当前环境影响

当然，我们现在的个人处境对复原力也有很大的影响。急性疾病会削弱我们对压力的抵抗力，因为抵抗力与免疫系统有关。那些受到疼痛侵扰的人，不管是急性疼痛还是慢性疼痛，都会对心理应激因素的反应更敏感。此外，是否拥有足够的睡眠和充足且良好的饮食，也会影响我们对日常生活中负面经历的反应。众所周知，当一个人感到疲倦或饥饿时，会更容易变得烦躁。当然，除了这些生理因素之外，心理也起着很大的作用；因此，所有影响我们内心平静的因素都起着很大的作用：孤独和孤立会削弱我们的复原力，而与他人友好相处和获得支持的经历则会使我们具有复原力。此外，还有自主性和安全感的问题，那些经济上不稳定的人特别容易受到压力的影响。例如，一项研究表明，经济方面不稳定和失业增加了人对疼痛的敏感性，并可能导致服用更多的止痛药。[80]两者的联系主要在于，自己无法控制自己在当前处境中的感觉。这一例子也再次印证了生理和心理健康的不可分割性，两者对复原力都是必不可少的。在下一节中，我将讨论提高复原力的策略，并且详细探讨以上所有问题。

第五章
提高复原力的策略

培养复原力可以预防精神疾病。这对所谓的“高风险”人口和职业群体尤其有意义。例如，在紧急服务部门工作的人患创伤后应激障碍的风险较高，风险增加了10%，[1] 而在战争和危险地区工作的士兵所面临的风险也增加了30%。[2] 从以下令人震惊的统计数字中可以看出这些人群的心理负担有多高：阿富汗战争后，死于自杀的美国士兵比死于实际战争中的美国士兵还要多。[3] 美国政府认识到了这一问题，并启动了一项旨在提高士兵复原力的大规模计划：90多万名士兵参加的“军人综合健康计划”。[4] 然而，不仅那些受到战争或者环境灾难等极端事件影响的人，其他职业群体也会受益于复原力的提高。护工、医生和社会工作者经常接触到较沉重压抑的情况。无论是律师、股票经纪人还是教师，任何在职业上承受着巨大压力的人都有职业倦怠的危险。在20世纪，关于工作劳动发生了迅速而重大的变化；工作强度的增加导致了对较少的工作人数与更高绩效的要求。[5]因此，越来越多的工人遭受了高压和职业倦怠。欧洲工作安全与健康局在2005年的报告中提到，在所有的缺勤天数中，50%至60%是由于过度劳累造成的，每四名工人中就有一名工人的身心健康有问题。那些在私生活中面临情感挑战的人也会受到同样的影响：分离、疾病和死亡都会使我们陷入严重的危机。

为了提高复原力，可以采取许多措施，无论是在私人生活层面，还是在工作职场、学校以及幼儿园中。整体而言，环境的影响似乎大于遗传倾向的影响。在此处，我要再次强调，个人不能对其心理复原力负全部责任。当然，每个人都可以加强自己的复原力（我也会在下文讨论一些提高复原力的策略），但是，要真正成功地在广大人口中提高复原力，尤其是要接触到真正有需求的人，就需要集体和整个社会的配合。如果我们也想利用提高复原力的策略来进行自我优化，这也是一件好事，因为我们都能从复原力中受益。然而，重要的是不要忘记，并非每个人都拥有这种机会；因为并非每个人都有时间、对复原力的认知、财务能力以及其他相关信息等。简言之，不是每个人都能拥有加强自身复原力所需的资源。政治、社会和教育机构有责任使处境困难的儿童和青少年提高自己的复原力。归根结底，每个人都应该为自己周围的人挺身而出，并且在身边人面临负面事件时支持他们。

组织提高复原力项目的人应该花时间思虑周全，每一个项目方案或者培训的目标是什么。因为正如在“衡量复原力”一章中所描述的，我们每个人对于什么是成功和美好的生活有着不同的理解。因此，应该以当事人的愿望和目标为准，而不是根据一般的衡量标准，如以工作中的好业绩或者学校里的好成绩为重。

下面，我将列举一些提高复原力的策略，这些策略可以在生活的困难时期或者之后起到预防和加强的作用。这并不意味着命运的打击不会再影响我们——这也不应该是我们的目标。复原力还包括面对困难经历时的情绪处理，但也不是指一点儿都不痛苦。那些接受苦难是生活之一部分的人已经迈出了成功脱离苦难的第一步。如果有严重的创伤、特别糟糕的经历，当事人患抑郁症、焦虑症或者创伤后应激障碍症状的情况，则应当寻求专业帮助。本书描述的策略可以补充使用。

应　对

面临负面压力源时，我们应当使用应对策略来处理。应对策略可能因人而异，也取决于现有的压力源。在压力模型中，拉扎勒斯区分了以问题为导向的应对和以情感为导向的应对。在以问题为导向的应对中，当事人应积极主动，并通过行动对压力源做出反应。在以情绪为导向的应对中，当事人通过下调由压力源引起的情绪来做出反应。在实践中，我们经常使用这两种策略，而且往往混合使用。举一个例子，假设我不小心忘记了提交报告的最后期限。以问题为导向的反应是立即坐下来编写报告。以情感为导向的反应则是先用一块巧克力或者一杯葡萄酒让自己平静下来。大多数人会把策略结合起来，倒好一杯酒，再坐下来写报告。另一些人则把社交支持作为一种应对策略，通常这种策略中也结合了情绪调节（谈论压力因素）和解决问题（寻求他人的帮助）。此外，拉扎勒斯还定义了第三种应对策略，即重新评估，下文中我也会详细讨论。

拉扎勒斯提到的应对机制是积极的策略，富有建设性，一方面有助于控制对压力的情绪反应，另一方面有助于对压力因素做出积极的反应。然而，应对策略中也有一些消极的、适应性差的应对策略。其中包括避免压力因素、分散注意力和逃跑行为。在情绪调节方面，很难区分积极的（适应的）和消极的（适应不良的）行为。上文中，我曾提到一块巧克力或者一杯葡萄酒是减轻压力的一种积极形式。但是，这样的应对机制也很容易转变为适应不良的反应，例如当一小块巧克力变成一整块，或者一杯葡萄酒变成了一整瓶酒时。在对压力的反应中，适度地“自我用药”并不容易，平衡得不好，成功的调节就转变成了回避或逃避行为。

下文中提出的策略是应对策略的混合体，即专门用于应对压力的行为方式，以及提高我们对压力的耐受性，加强生理和心理素质的方法和练习，以便更有效地利用我们个人的应对机制。

身体：建立基础——饮食、健身、睡眠

如果我们要面对压力和逆境，就需要具备一些条件。虽然看起来微不足道，但健康的饮食、有规律的体育锻炼和充足而平和的睡眠构成了复原力的主要基础。身体

和灵魂无法单独分开，不仅是身体健康，而且我们的精神健康都与上述几个因素密不可分。

大多数人都知道，饮食对我们的身体健康有很大的影响。然而，对于营养在多大程度上影响着心理健康，我们却知之甚少。通过控制小鼠的肠道菌群而进行的研究表明，肥胖不仅与心血管疾病和糖尿病等疾病的相关风险有关，而且与心理健康也有关。使用没有肠道细菌的小鼠，可以研究肠道菌群对动物发育和行为的影响。结果表明，肠道菌群与 HPA 轴[6]以及小鼠的行为有明显的关系。[7]对于人类而言，饮食、肠道细菌和对压力的复原力之间也存在着复杂的相互作用。我们的肠道菌群对环境影响很敏感：我们吃什么、做多少运动、吃什么药、经历多少压力——所有这些都影响着肠道中存在的细菌菌株。

通过饮食，我们可以实现对肠道健康和肠道细菌的最佳控制。因此，研究人员推荐所谓的“地中海饮食”：尽可能多吃蔬菜、鱼类和富含纤维的全谷类食品，尽可能少摄入糖分。正如已被验证的那样，这种饮食可以使血液中皮质醇和炎症标志物的水平降低，从而对抵抗压力做出决定性的贡献。[8]此外，发酵食品，如泡菜、酸奶、酸面团等，对肠道有益菌有促进作用，而肠道细菌对我们的心理健康有积极的影响。[9] 另一个建议是，不要购买预处理过的产品。因为食品的工业生产意味着使用了许多可能有害的成分，而如果我们自己做饭，其实根本不需要添加这些成分。比如，乳化剂就很有问题，它破坏了我们肠道的保护性黏液层。如果黏液层不在了，细菌就会攻击我们的肠壁，炎症就会发生，如果你运气不好，就会发展成肠易激综合征。全身炎症增加了，反过来又增加了罹患抑郁症和焦虑症的风险。[10]

充足的营养和维生素对心理复原力来说也是必不可少的。特别是儿童和青少年时期，在大脑发育的过程中，饮食可以成为精神的一种名副其实的保护因素。鱼油中存在的多不饱和脂肪酸对身体大有益处。在老鼠身上进行的研究表明，在食物中添加这类脂肪酸会增加复原力：摄入多不饱和脂肪酸的大鼠对应激更有抵抗力。[11] “抵抗力”是指这些大鼠在认知任务方面（即记忆测试：识别物体和情绪紧张的环境）没有受到影响，它们的肠道菌群没有受到压力的损害，它们海马体中的脑源性神经营养因子生长因子（见下文）的水平与没有压力的大鼠相同。在对青少年大鼠的实验中，应激时添加了营养补充剂进行干预。饮食的积极影响一直持续到其成年。

该研究及其他很多研究表明，当机体的基本需求得到满足时，大脑就会有更多的能力富有成效地处理压力源、调节情绪、反思和投资人际关系。另一方面，如果身体已经处于压力状态，因为免疫系统处于持续的活跃状态，那么，就只有很少的能量可以用于更具有认知挑战性的任务——大脑就像处于自动驾驶的状态一样运行着，容易做出更冲动的决定。所以，我们拥有一个非常强大的工具来影响自己，即通过饮食，我们可以加强自己的心理复原力。

就像饮食一样，健身也影响着我们应对压力的表现。早在 7000 年前，中国人就已经知道多活动才能过得好。[12] 然而，直到现代，研究才表明健身对我们的心理也有积极的影响：健身对心理健康和复原力都有好处。健身也被认为是抵御压力所带来的负面后果的保护因素。[13、14] 然而，此处的机制与饮食不同：有规律的体育锻炼起到了缓冲压力的作用。

健壮的人在休息时，血液中的皮质醇较少，即使发生高压事件时，尽管“只”是心理上的压力因素，皮质醇的增加也较少。[15、16] 如果坚持有规律地运动，在大脑中也会出现很明显的差异，海马体和前额叶皮层中的灰质会增加，而海马体是对压力特别敏感的大脑区域（见第一章），前额叶皮层则负责我们的逻辑思维、自我控制和情绪调节。[17、18] 这种灰质的增加反过来又对情绪起着积极的影响作用。[19]

缓冲效应是由一个令人兴奋的机制产生的：体育活动在体内产生与精神压力相同的应激反应，即激活 HPA 轴、增加皮质醇水平、提高心跳和呼吸频率。考虑到对压力反应的发展历史，这就不难理解了。如果我们的祖先被灌木丛中的老虎吓坏了，或者在狩猎猛犸象的最后阶段，都需要高度集中注意力，身体就会通过 HPA 轴激活交感神经系统，从而产生战斗或逃跑反应，即瞬时激活体力活动。

因此，压力和运动是相关的，但是为什么通过运动有规律地激活压力系统就可以增强复原力，而长期的压力却可能会导致精疲力竭呢？答案就在于，体育锻炼不仅能锻炼体能，还能锻炼我们的压力系统，从而使我们更有抵抗力。那些经常锻炼的人对新压力因素的反应和不健身的人一样强烈。但是，运动员可以更快地适应，[20] 恢复得也更快。[21] 和力量训练一样，为了对压力反应进行训练，身体需要定期的刺激以及足够的恢复期，二者缺一不可。而在持续的心理压力下，HPA 轴没有时间恢复，因此也没有时间变得更强或者优化对压力的反应。这就像我们不能在没有训练的情况下跑马拉松一样。因此，那些通过有规律的运动来训练和优化压力反应的人对压力有更好的准备，也能更好地承受长期的慢性压力或突如其来的压力。

我们也可以用另一种方法来训练压力系统：蒸桑拿。让身体短暂而有规律地暴露在高温下对健康有很多好处，能改善心血管健康（每周蒸 4 到 7 次芬兰浴①的人死于心血管疾病的风险降低了 50%！[22]），通过各种机制改善身体的整体健康，例如通过将更多的氧气输送到肌肉，增加红细胞的数量，让人出汗。反过来，出汗时，从体内排出的重金属比任何其他时候和途径都要多。例如，身体通过汗液排出的铅和镉比通过尿液排出的铅和镉多十倍以上。[23] 一项研究表明，蒸桑拿可以影响精神状态，根据这项研究，经常蒸桑拿可以减轻抑郁症状。[24] 这是另一个令人印象深刻的例子，说明身体和精神是非常紧密且不可分割地联系在一起的。

桑拿和复原力之间的关联起初令人惊讶。然而，如果我们回想一下通过运动来训练压力反应的原理，那么，这种关联也就顺理成章了。让身体暴露在高温下也

① 芬兰浴，即桑拿，起源于芬兰，有 2000 年以上的历史，又称芬兰浴，是指在封闭房间内用蒸气对人体进行理疗的过程。——译注

是压力训练的一种形式。蒸桑拿会引起激素反应。兴奋效应是一个过程，根据暴露的强度或持续时间的不同而有不同的影响，就像我们已经讨论过的儿童时期的压力一样：少量或“积极”的压力可以对复原力产生有益的影响。因此，在这种情况下，短时间的热对身体是积极的压力，而长时间的热将是有害的。在热应激的情况下，身体会产生所谓的热休克蛋白①。这些蛋白可以清除受损而无法正确折叠的氨基酸链，并且防止错误折叠的蛋白质聚集在一起，形成诸如阿尔茨海默病或帕金森病等疾病。另一种由热应激刺激产生的蛋白质被称为长寿基因 FOXO3，之所以与长寿有关，是因为它增强了身体的抗应激能力，并有助于修复 DNA 的损伤。此外，有规律的桑拿可以促进脑源性神经营养因子和去甲肾上腺素的形成。[25、26] 去甲肾上腺素可以加强我们集中注意力的能力（多动症的注意力障碍就是采用去甲肾上腺素再摄取抑制剂进行治疗的）。脑源性神经营养因子帮助现有细胞存活，并促进海马体神经细胞的再生，而海马体区域对压力和创伤特别敏感，我们需要它来形成新的记

① 热休克蛋白，是指在从细菌到哺乳动物中广泛存在一类热应激蛋白质。当有机体暴露于高温的时候，就会由热激发合成此种蛋白，来保护有机体自身。——译注

忆。动物研究表明，脑源性神经营养因子还可以抵消儿童时期压力的负面影响，减少抑郁行为和焦虑反应。[27] 另外，在上述所提及的研究中，脑源性神经营养因子的数量并不是通过给大鼠进行桑拿而增加的，而是通过之前探讨过的其他方法，即运动和良好的营养促进的。

几乎所有有助于我们内心平衡的生理成分都遵循一天中的时间节奏。[28] 因此，皮质醇以及许多其他激素的数量在一天中会发生变化，并不是因为我们时多时少地经历了压力（皮质醇在醒来前不久达到最高水平），而仅仅是因为我们的生物钟决定了这一点。一天中的节奏变化影响着这种生理自然现象的起起落落。睡眠不规律或者睡眠不足的人皮质醇水平显著升高[29]，而且血液中有更多的炎症标志物。[30] HPA 轴对自身活动的调节差，会导致对应激的敏感性增加。[31] 众所周知，经常倒时差的轮班工人和经常出差的人患心血管疾病和糖尿病的风险更高，[32、33] 而且患上精神问题的风险也增加了。但在智能手机和平板电脑时代，受影响的群体显著增多。自 2010 年以来，睡眠障碍患者的人数增加了 66%。[34] 越来越多的人严重失眠，甚至依赖药物来获得些许休息。但这经常导致恶性循环的形成，因为通过药理镇静的睡眠不像自然睡眠那样放松。于是第二天人依然疲惫不堪，需要喝更多的咖啡提神，却因此很可能不得不在晚上再次服用安眠药。

睡眠障碍的增加似乎与我们在卧室使用智能手机有关。所以，靠我们自己就可以改善睡眠习惯。研究人员建议在入睡前至少一小时，最好是两个小时，不要在屏幕上看东西。如果一定要看，应该使用防蓝光片。因为蓝光会抑制褪黑素的产生，而褪黑素是健康睡眠所必需的激素。如果能在夜晚避开电灯光线，或者至少把灯光调暗，我们会睡得更好。而且在日常生活中，身体越遵循自然的生理节奏，抵抗力就会变得越强，不仅在身体上得以体现，而且心理复原力也会更强。

这里提到的提高抗压力能力的条件可以通过个人的努力做到，但是程度有限。因为什么时候开学、什么时候开始工作轮班、食堂中午吃什么，都不是我们能掌握的。相反，这些条件不仅可以，而且应该在工作场所以及学校和幼儿园得到推广。老板和政治家可以做这些：从充足的休息时间和锻炼机会，到健康的食物，再到延迟开工，他们有许多机会可以帮助员工和儿童增强复原力。最终，受益的将是每个人，即更少缺勤、更有活力的员工和更专注的学生，所有这些都提高了效率，[35]带来了更好的 PISA①结果。[36、37] 最重要的是，这样做提高了所有人的满意度，达到了更好的压力管理。不过自相矛盾的是，有一个地方往往忽视了这些基本的条件。而且，人们就是为了变得健康才出现在这里，尤其是在这个地方的人的抵抗力会特别受到考验。这个地方就是医院。可在医院里却通常供应着含有大量添加剂的不健康食物，病人们的睡眠也因为做各种各样的检查而受到干扰，并且几乎没有人会鼓励病人锻炼。显然，这一方面需继续改善，即使微小的改进也会对病人有很大的帮助。[38、39]

到目前为止所探讨的对复原力的不同影响因素可以累计叠加起来。结果表明，经常锻炼和耐力得分高的研究参与者比只符合其中一项标准的研究参与者更健康。[40] 那些开始吃得更健康或者锻炼得更多的研究参与者也会睡得更好。如果睡得好，就有更多精力参与到社会关系中去，而这正是另一个增强复原力的因素。

---

① PISA，一般指国际学生评估项目（Programme for International Student Assessment），是经济合作与发展组织（OECD）进行的 15 岁学生阅读、数学、科学能力评价研究项目。——译注

社交：支持和亲密

群体交际令人强大，并能保持年轻和健康。身体上和精神上都是如此。现在，我们都知道了，这两个方面实际上是不可能明确分开的。地球上平均寿命异常高的地区包括日本的冲绳、意大利的撒丁岛和希腊的伊卡里亚等。在对当地人的研究中，关于社交的积极影响留下了令人深刻的印象。除了健康的饮食和有规律的体育锻炼外，冲绳人的特点是在他们的社区中关系亲密，人情味浓。[41] 研究表明，冲绳人特别能抵抗压力，因为他们拥有亲密的社会关系。[42] 家族凝聚力很强，还会举办纪念已故祖先的活动来聚会。

此外很有趣的是，冲绳人民属于社会经济条件较差的阶层。这表明，不是只有教育、收入和职业影响了复原力，而是那些真正重要的因素与社会经济地位相关，给人造成了一种社会经济地位决定复原力的印象，至少在我们的社会中是这样。这种既与被测变量相关，又与被测度量相关的隐藏影响变量被称为“混杂因素”。因此，如果社会经济地位低下伴随着不健康的生活方式，那么，看上去似乎社会经济地位低下很容易导致复原力下降。然而，在这里，生活方式很可能是一个混杂因素，它联结了复原力与社会经济地位之间的联系。然而，包括动物研究在内的研究表明，在等级制度中，地位低下会导致更多的健康问题；部分原因是地位低下的人类或老鼠面临着更多的压力：与上级的对抗，对资源的争夺，还有失败。在这里，个体的参照系可能是决定性的。因此，尽管冲绳人民的社会经济状况在整个日本国家范围内较差，但由于其社区内的紧密凝聚力，冲绳人民的参照系恰恰是这个区域内的社群，而不是整个日本社会。

在我们现代网络化的社会中，这是一个关键性的问题。由于强大的网络联系，我们不再仅仅把自己与身边的社会环境联系起来，而是把自己与数字化的全球网络联系起来。这样一来，随随便便就关联了成百上千的人，而这些人我们往往一面都从未见过。我们开始将自己与社交媒体上的超级富豪或竞技运动员做比较，因此，我们将自己置于比真实世界中更低的社会等级中。即使我们意识到这些媒体传播的内容中有许多是经过加工处理而呈现的，因此并不具有代表性，但这并不意味着它们对我们没有影响。[43] 因为这不是一个有意识的过程，而是一个简单的生物机制，即我们的大脑会收集关于环境的“数据”，并从中计算出一个期望值。纯粹从视觉上便可以传递出这一均值。不断观看帅哥美女的人，与那些只看到附近“普通人”的人相比，对迷人外表的期望是不同的。那些自认为见过大世面的人，因为将自己与扭曲的均值相比较，会更倾向于认为自己处于较差的水平。而这会给自己带来不必要的压力。相比之下，只有一定程度的“媒体禁欲”，或者至少减少关注的博主数量，才能帮助我们认识真实的环境和定位自我。

另一方面，真实的社会关系大大增强了我们的复原力。稳定的社会关系，不论是伴侣关系、家庭关系还是朋友圈子中的关系，都是复原力的一个主要因素。重要的不是人际关系的数量，而是在需要时可以依靠某个人的感觉，以及知道自己可以得到帮助的安全感。这种关系不一定必须是家庭关系。“血浓于水”往往并不是真理。事实上，研究表明，终生的友谊甚至比家庭关系更有利于获得幸福。[44] 这可能是因为它们并非仅仅基于亲缘关系，而是由于其他原因（基于彼此之间的共同点和忠诚）而持续了很长时间。对于那些没有加入社会群体的人来说，其实有很多机会自己创造一个社区，不论是投身于教会群体中，还是去体育俱乐部参加活动，又或者是在志愿者工作中奉献自我。许多领域和机构都使社群和社会联结成为可能，并且让参与者亲身体验不同的可能性。

重要的是，仅仅是社会关系的数量不足以促进我们的心理健康。社会关系的质量至关重要。例如，一项研究表明，那些有很多朋友，即不被社会孤立，但觉得自己与这些朋友中的任何一个都没有真正的亲密度和坦诚关系的人，和那些认为自己十分孤独且被孤立的人一样，遭受着同样多的心理问题。研究人员将这种形式的孤独称为“情感孤立”。[45] 如果将这一数字与被归类为典型的孤独者，即在社会和情感上孤立的人相加，则多达40% 的被调查者（本研究中的参与人员为美国人）都受到了影响。受孤独影响的人数因国家和文化而异。不出我们所料的是，发达国家的人孤独感最高。针对这一情况，我们需要在整个社会中进行改善。例如，从小开始在幼儿园和学校中增加社会互动，奖励团队合作，而不是鼓励个人竞争。每个人都可以在日常生活中积极促进家庭氛围感，也可以更加真诚亲密地对待友谊；但在这方面，政治和经济其实也可以产生影响，比如创造更有利于方便家庭的工作条件，以及促进互相帮助的职场氛围，而不是互放冷箭的恶性竞争（Ellbogenmentalität①）。

---

① Ellbogenmentalität，直译为胳膊肘撞胳膊肘，即恶性竞争。——译注

心理：练习

健康和社交是心理复原力的重要基础。此外，也可以通过简单的练习直接加强复原力。这些练习可以融入日常生活中，通过思想实验和有针对性的反思来进行。在一个人过得很好的人生阶段中，对自己的想法、期望和价值观进行心理练习特别有效。那些已经在承受高压，或者正处于创伤经历中，或者蒙受巨大损失的人很少有认知能力去做这些练习。当然，即使在人生的艰难时期，反思和坦率也能增强复原力——如果我们真的愿意参与其中的话。在这些练习中，重要的不是表现，也无法衡量练习得成功不成功。最重要的是通过对生活和自我的态度实验，带来对各种经历更大的包容度，以及新的思路和行为。

这些心理练习和我在本书开头提到的斯多葛学派哲学的心理状态有明显的相似之处。因为这些练习旨在影响我们真正能够改变的东西：我们的思想、反应和情绪。这正是斯多葛学派哲学家给出的建议。即使在现代，人们也普遍认为，虽然我们不能控制发生在自己身上的事情，但我们可以控制我们对发生在自己身上的事情的反应。这一点，维克多·弗兰克尔（仍有争议）早就阐述得很清楚了："在刺激和反应之间有一个空间。在这个空间里，我们有自由和权力选择自己的反应。而我们的反应体现了我们的成长和幸福。"[46]

调整预期

我们对自己、生活和同胞的期望会影响我们何时开始感到压力，以及哪些事件会使我们崩溃。如果你期望生活中一切顺利，没有任何困难和逆境，你不仅会失望，甚至可能陷入更深的危机。因此，不断重新思考和调整自己的期望是非常有益的。这并不是说我们应该对世界持悲观的看法，总是期待最坏的情况。这也并不意味着我们必须放弃我们的希望、愿景和梦想。这只是指出我们需要一种健康的现实主义：理解事情往往不会像你想象的那样发生，而且最重要的是，接受事与愿违的结果没什么大不了。如果不把自己绑定在一个墨守成规的生活计划上，就可能会发现其他的机会和道路，而这些机会和道路原本却是压根不会想到的。但现实主义也意味着实用主义：生活中的一切都不会一帆风顺。我们都会有不愉快的经历，如失去亲人、被遗弃、无法实现人生的梦想、疾病、痛苦和苦难。那些及时调整自己对生活的期望，意识到这样的经历和生活中美好、美丽、愉快的一面同样重要的人，仅仅因为想通了这一点，就会变得更有复原力。

视角转换

一个人在感到精神健康受到威胁的情况下，有一个类似的练习可以“快速地”改善情况，即视角转换。如果我们在压力很大的情况下或正处于生活中的一个困难阶段，可以通过在精神上采取一个不同的参照系来看待我们所经历的逆境。举个视角转换的简单例子，比如通过与时间进行比较来将事情相对化：如果你意识到目前高压的时期只是人生中的一个阶段，好日子会接踵而至，那么眼下的日子也就没那么难过了。同样，当你意识到与许多生活在更困难情况下的人相比，自己实际上过得很好时，日常的麻烦也被相对化，从而显得没那么糟糕了。

当问题不仅仅是办公室的压力或者与伴侣的争吵时，这种视角转换的方法似乎没有多大帮助。但在这种情况下，用新的角度来看待自己的生活会给我们带来很大的影响。不少对参加正念冥想课程的重病患者的研究也证明了这一点。[47、48] 正念冥想使冥想者对自身、自己的身体和环境采取一种新的态度。冥想者学会带着意识、专心地活在此时此地。同时，冥想练习让我们得以同自己的情绪和感受（包括身体感受和痛苦的体验）拉开一定的距离。对慢性疼痛患者来说，学会这种方法不仅在干预期间，而且在干预后长达四年的时间里都产生了显著的效果。[49] 这种方法似乎还能缓解抑郁和焦虑。[50] 其基本机制是对日常注意力的控制练习，由此引起了大脑的变化，习得了新的视角，即获得了与自己的情绪和感受保持距离的能力。[51]

重新评估

压力因素可以重新评估。与调整预期类似，这种方法也采用了将压力因素解释为机遇或者挑战的策略。当然，这并不总能奏效。如果不能，重点在于接受压力因素是既定的。然而，如果这是一个不那么严重的事情，对压力的态度甚至会影响我们应对挑战的能力。一项关于数学专业大学生的研究恰好可以印证这一点。[52] 一组学生阅读了解释身体应激反应的文章，且将心跳加快或呼吸频率增加等症状描述为有意义的、适应性的表现。文章的重点在于传达身体的应激反应有助于提高表现。相比之下，对照组则阅读了另一篇文章，该文章建议忽略压力和相关症状，以便在考试中表现更好。第一组的学生在更新了对压力的评估后，考试成绩得到了提高。比较组的情况却并非如此。这种影响不仅可以用考试成绩来衡量，也可以用生理指标来衡量：那些认为应激反应是一种有意义的身体过程的人，心血管系统的应激反应[53]得到了改善，脱氢表雄酮[54]的分泌增加，而脱氢表雄酮是一种促进肌肉生长、抑制炎症和抗抑郁的激素。

不仅对压力的整体态度，我们也可以重新看待过去的经历。当我们反思已经过去的危机时，我们有机会看到自己已经克服了什么，从而增强自己的信心。同时，这给了我们一个机会来识别以前适应不良的行为。如何做重新评估因个人和经验而异，因此，我无法在本书中进行更详细的描述。重新评估的另一个作用是让自己感到自己并不会受过去的摆布，不会沉溺于受害者的心态之中。在询问过父母对当时情况的感受后，我们也许可以重新看待不愉快的童年记忆。这一策略不可能适用于所有的负面经历，也不应该用于暴力或性虐待经历。在受到严重创伤的情况下，找治疗师一起进行治疗是非常必要的。

参与感

许多研究表明，参与感（即英文的 Commitment）能够促进满意度、健康和复原力。参与其中和保持距离是正好相反的概念。因此乍一看，参与感练习似乎与正念冥想中所练习的距离感相矛盾。但下文我们将解释为什么情况并非如此。正念冥想主要是学习与感觉保持距离。尤其是对重病患者而言，不“听任”负面情绪或痛苦的摆布，而是主动与之疏远，可以让人解脱，给人一种新的自主感。而此处所提及的参与感并不意味着更多地关注自我、关注自己的感受、参与自己的精神生活。相反，参与感意味着与他人、事件和新情况接触，而不是孤立、疏远和置身事外。正是这种意义下的参与感，在前文关于复原力的研究中已经提及过。[55] 生活得有意义，这种感觉被认为是“成功老化”的最重要因素之一。[56] 而认为自己的存在是有意义的感受，同参与感是相辅相成的。任何积极参与社会或者致力于某一特定目的的人，比如保护自然的人，比如对子女或孙辈充满爱心并全心全意奉献自己的人，他们都投入其中并感受到自己被需要。参与感的前提是具备正念冥想中所练习的能力，即真正“在场”，不仅是身体上的在场，而且是精神上待在此时此地。因此拥有这种能力的人可以控制自己的注意力和思想，摆脱持久的胡思乱想和过多的自我关注。参与感和在场的投入感创造了暂停压力的可能性。无论是一触即发的压力，还是对负面经历的回忆引起的压力，都得到了消解。

迎接挑战

如果你想变得更强壮，就去举重。如果你想有更好的耐力，可以练习长跑。所以，我们也可以训练自己的压力反应。对于这一点，我已经从体能的角度阐述过了。但是，我们的精神力量也是可以锻炼的。那些经常挑战自己、面对新的体验和接受新任务的人锻炼了他们的复原力，从而为未来的压力或命运的打击做了更好的准备。我想再一次强调，很多事情都取决于我们的态度：如果我们把新的体验看作学习、成长和发展的一种方式，我们就能够给消极的经历覆上一层更积极的色彩。这种调整也是构成复原力的特性之一。因此，我们应该对日常生活中的新挑战保持开放的心态，并在它们到来时坦然接受。这也促进了人们的自主感，那些接受挑战并“有所作为”的人把自己看作一个积极的参与者，而不是被命运随意摆布的被动棋子。这种积极的反应意味着我们以解决办法为导向，而不是采取回避的态度。

如果你想变得更加积极主动，你可以挑战自己，而不是等待来自外部的挑战。无论是尝试一种不知名的菜肴、另一种回家的方式、一项新的运动（甚至是跳伞）都无关紧要。一个人想在多大程度上超越自己的舒适区，是由个人自己决定的。至关重要的是，获得新体验的意愿要大于对不确定性和潜在问题的恐惧。然而，同样重要的一点是不要让自己负担过重，给心灵一点时间来面对人生新的经历。在这里用运动训练的比喻也很合适：通过积极的压力来训练复原力的时候，我们应该永远记得在刺激和刺激之间保留一些间隙时间，让自己缓冲休息和恢复。

挫折容忍度

在一个日常需求可以轻松得到满足的生活世界里，我们就不会再学习如何应对挫折。生活水平的提高使我们在大多数时候都能体会到生理上的舒适：当感到饥渴时，我们可以立即吃喝；生活空间的温度总是可以按照我们的需求进行精确的调节；我们可以睡在舒适的床垫上，床垫上还有保护背部的枕头。这一切都太棒了，但这也容易导致我们忘记如何处理困难的事情。其实，说来说去还是要练习。如果我们不把自己暴露在生活中的小困难中，我们就要接受更困难的挑战。在糟糕的情况下，向自己展示过去已经忍受过的事物，可以加强一个人对挫折的忍耐力。我们可以试着找出令人沮丧的情况，例如火车晚点了，我们不仅要等更长的时间，而且可能会错过后续的换乘列车。大多数情况下，我们的反应是很恼火，然后寻求转移注意力的可能性。然而，这样的情况也可以变成一个小练习：我们要有意识地感知和命名当下的情况（令人沮丧和不愉快的情况）；然后带着意识体验它；接着我们可以试着调节并降低愤怒和烦躁，接受已经发生的一切（见下一节），忍受这种不愉快的感受。

我们通常采取的措施是从这种难受的情况中找出最好的亮点，比如给自己安排一杯咖啡和一块蛋糕。这是一个好主意，但并没有达到这个练习的目的。练习重点在于有意识地、带着复原力忍受一些不愉快的事情，而不是在唾手可得的生活便利里真的给自己找点儿甜头。

自主、控制和接纳

复原力与控制、接纳之间的平衡密切相关。正如我们已经看到的那样，自主感和行动能力极大地促进了复原力。重要的是不要被动，不要简单地接受逆境，而是要表现出主动性。那些觉得自己可以影响自己生活发展的人会感到独立、更有信心，因此，他们对负面事件的反应也更具复原力。但是，同样重要的是，要接纳这样一个事实，即我们不能改变和控制一切。这两种信念在某种程度上是相互矛盾的，要在两者之间建立平衡并不容易。过多的控制欲和过于被动的忍耐都无法使我们获得心理上的复原力。

以下思考可能会对我们有所帮助。正如坚韧性模型的研究人员马迪、科巴萨和安东诺夫斯基在对前集中营囚犯的研究中所表明的那样，如果我们觉得可以控制自己的命运，而不觉得受到命运的摆布，我们的心理就会更有复原力。然而，在命运的概念中，我们已经默认了这样一种想法，即我们不能控制一切。命运是从外部环境中得到的，发生在我们身上的。我们对此的反应与我们所能控制的相反。因此，我们无法控制外部环境，反而意识到我们要在情感和认知上处理已经给定的情况。

因此，即使在行动能力受到外部环境严重限制的情况下，我们依然能够获得自主感。此外，值得一提的是，一些研究表明，对更高级别的领导的权力和力量的信仰有助于提升复原力。那些不认为自己被命运的偶然性操控于股掌之间，而是相信有更高的力量控制着自己的命运，并且相信这些力量也在意自己幸福的人，更容易接受命运的打击。

创造力

那些经历过艰难困苦的人，那些经历过大开大合、起起落落的人，往往特别有创造力。一个可能的解释是生活中复杂的经历促进了人的创造力，这也有可能表明，创造力就是面对和处理这些大起大落的一种方式。至此，创造力不同于迄今讨论的所有增强复原力的措施。当创伤已经发生的时候，措施不是预防性的，而是治疗性的。然而，创造力也可以建立预防性的基础，比如在遭受创伤或生活困难的情况下，那些学过乐器演奏、绘画或跳舞的人可以创造性地运用这些表达形式。许多研究表明，创造性的活动有助于创伤经历的恢复。[57] 绘画、陶艺或雕刻等类型的艺术方式并不复杂，因此应用广泛。[58]

创造力和复原力之间的联系是多方面的。创造力是建立在对压力或负面经历做出有复原力的反应的特征之上的，这些特征包括灵活性、适应性、自发性和独创性。此外，创造力往往伴随着社会互动。即使你只是独自坐在家里的屏幕前，也可以通过共同的兴趣爱好结交新朋友。

而且，创造性的表达似乎也有一种与复原力有关的内在品质。通过创造一些东西，我不仅创造出了一些新的东西或者改变了已经存在的东西，而且我也是独立的，做出了自主的决定。自主的体验通过赋予我们一种控制感，让我们在应对自己的感受时，更具有复原力。此外，在投入创造性的工作中时，我们会将那些令人烦恼的感觉抛在脑后。当某件事给我们带来负担时，将这件事和与之相关的主观感受表达出来，并由此“摆脱”烦恼往往很有用。通常在与知己交谈或治疗中可以获得这种解脱感，但是有些经历和感受无法用语言表达，或者说不够。而通过将痛苦外化到创造性的工作中，我们则有可能与这段经历拉开一定的距离。往往只有这种距离才能使创伤的实际治愈成为可能，例如一件作品让人更容易开口和治疗师谈论创伤的各个方面。通过创造作品，当事人获得了一个机会，用词汇来处理和控制外化的东西，并且在创造的过程中予以改变。

创造力可以为当事人提供新的表达形式，从而使其他人能够接触到有时候无法表达出来的东西。创造性的活动，无论是舞蹈还是绘画，通常都需要全神贯注。它们创造了一个空间和时间，让人置身此时此刻，从忧虑、恐惧或糟糕的记忆中得到片刻小憩。比方说如果一个受到创伤或者身患抑郁症的人能够沉浸于一种自己决定的活动中，这将会是一种极大的释然放松，否则仿佛人就只是从一种紧急情况中抗争完毕，又为下一个需求而苦苦挣扎。

加强儿童和青年时期的复原力

在讨论如何加强儿童和青少年时期的心理复原力之前，我想提出一个重要的意见，特别是告诉幼儿的父母和照顾者：让孩子远离所有的压力和负面经历是不对的。如前所述，必须让儿童有机会学习如何处理负面经验。或者用生物学语言来说：训练孩子的 HPA 轴。如果身体从未接触过病原体，免疫系统就无法学会如何对各种病毒和细菌做出反应，而复原力和免疫系统十分相似。正如疫苗一样，通过预处理向免疫系统展示无害的病原体，正如幼儿园的儿童通过持续的感冒来训练免疫系统（和他们父母的免疫系统）一样；童年也应该是一个儿童能够在无害但也有一定要求的小环境中锻炼其情绪复原力的时期。[59] 尽管我们无法知道多少压力才是最佳的，但大多数父母都很清楚如何在不使孩子负担过重的情况下，给孩子一些挑战。

在这一方面，父母可以发挥至关重要的作用，即提供支持和安全感基础。正如我们已经知晓的，对孩子来说，拥有安全的依恋关系是很重要的。此外，儿童需要一个可预测的、稳定的环境。可预测并不意味着每一天都必须是相同的。即使发生变化（例如一家子经常出去旅行），家长也依然可以通过独立于外部环境的仪式（比如入睡前的睡前故事），以及通过成年人行为的可靠性，来提供稳定感。因此，让孩子知道父母在特定情况下的反应，比知道每天会在完全相同的时间吃晚餐来得更加重要。父母促进孩子安全依恋的最好方法是提供建议和帮助孩子行动，并在必要时提供安慰。安全的依恋关系、稳定性和可靠感构建出了一个框架，在这个框架内，孩子可以探索、尝试和挑战自己。大多数家长肯定都知道孩子有冲动的天性。我们不应阻止，或者说只在有需要的时候，加以控制即可。因此，提高复原力的重点不是保护儿童回避所有消极的事物，而是在人生的早期阶段培养孩子对身心有益的应对策略。

孕期预防

在怀孕期间和婴幼儿的早期阶段，已经可以加强复原力了。正如我们所看到的，母亲在怀孕期间所经历的压力会影响婴儿压力系统的发展。在怀孕期间加强放松和平衡的项目，如瑜伽、正念或自体训练，是理想的选择。但是，这类选择往往很难触达最需要这些课程的人。如果孕妇有其他孩子要照顾，或者是位单亲妈妈，还可能同时打着几份工，试问：哪个孕妇有时间上瑜伽课？虽然现在有一些方案会照顾条件困难的年轻家庭，但孕妇仍然主要靠自力更生。或许可以向国家申请财政补助，但是，在生命的这一阶段所需的社会和情感支助却往往很难找到。有需要的群体不一定能用上咨询中心。然而研究却早已表明，对社会经济情况较差的孕妇来说，这种援助是迫切需要的。社会经济情况较差的孕妇会暴露在更多的压力因素和更多的环境毒素下，更孤立无援，更缺乏资源来应对压力。[60] 所有这些因素甚至在孩子出生前就影响着婴儿的发育。即使在这方面，国家社会福利也有失灵的情况，因为它无法弥补社会的不平等。诚然，以后再采取措施还可以对来自困难环境儿童的复原力产生积极的影响。但重要的是，在这一敏感阶段，要为婴儿正常且健康的发展夯实基础。[61] 长期以来，通过早期家访提供社会支助对婴幼儿的长期发展具有积极的影响。20 世纪 70 年代开始的一项长期研究证明了此举对婴幼儿直到青少年时期的影响。如果母亲在怀孕期间得到了家访支助，则孩子在青少年时期离家出走的可能性较小，被捕的可能性较小，被判刑的可能性较小，出现吸毒或滥交等形式的高风险行为的概率也较小。[62] 社区和社会需要为处境困难的孕妇提供情感和社会支助。个体几乎无法改变自己的处境，而且也不应对此负责。在最坏的情况下，这将导致内疚情绪并引起额外的压力。

对于早产儿来说，他们必须接受医学治疗。有一些很好的方法可改善很多压力源带来的负面后果，比如触觉刺激（按摩），就具有积极的效果。对于那些不再需要把所有时间都花在床上的宝宝，建议使用袋鼠式护理①，

---

① 袋鼠式护理，是 20 世纪 80 年代初发展起来的主要针对早期新生儿的一种护理方式，可减少婴儿的恐惧和不安，有助于其心理及生理发育。早产儿、低出生体重儿在出生早期即开始同母亲进行一段时间的皮肤接触，并将此种方式坚持至校正胎龄为 40 周时。——译注

这意味着尽可能多地把早产的宝宝长时间紧贴着抱在胸前，以肌肤相亲代替暖箱。由父母或者护理人员来做都可以。另一个干预方法是编特殊的乐曲。研究已表明，播放特殊的音乐有助于早产儿大脑发育的正常化。[63]

童　年

由于怀孕期间的压力可能在婴儿身上引起负面后果，最好通过出生后的良好护理来进行改善。即使是那些孕期完全放松的母亲所生下来的婴儿，也需要良好的护理，并可从中受益。大量的亲密行为和肢体接触，抱孩子在身上，以及给婴儿按摩等对婴幼儿的认知发展和适应能力有着明显的积极影响。[64、65]那些给予孩子良好信任关系的人，为以后的复原力奠定了重要基础。其中包括永远不要放任宝宝哭泣而不管。对宝宝的哭泣做出反应，或最好在哭泣发生之前，对宝宝试图沟通而发出的声音做出反应，都会给孩子一种自己并非无助地只能听天由命的感觉，而是能够通过行动把自己从不愉快或有压力的情况中解脱出来。关于这一点和习得性无助的相似之处我已经在前文解释过了。

在给情况较糟糕的年轻家庭开设的父母课程中，可以多传授类似的知识。研究表明，这类教育比财政补助更有成效。参加过关于养育和对待新生儿课程的母亲不那么沮丧和焦虑，在和孩子打交道时也更有信心。[66]

家庭失调的影响广泛而持久。研究表明，与对照组相比，如果在孩子出生后的第一年母亲患上抑郁症，其所生的孩子在十年后仍会行为异常。[67]在发达国家，多达 15% 的母亲在怀孕期和分娩后受到了抑郁症的影响。即使在父母都不缺席、社会经济条件优越的家庭中，母亲的抑郁也会增加孩子出现行为问题，甚至精神障碍的风险。但对这种情况并非无计可施。其他照料者（首先是父亲，也包括祖父母或其他成年人）可以加强儿童的复原力，并为孩子的积极发展做出贡献。[68]

当然，之前提及的身体基础也适用于儿童，或者说，特别适用于儿童，因为健康的饮食、运动和充足的睡眠有益于大脑发育。此外，孩子必须有机会用他们所有的感官体验环境，以便充分发展自身的能力。电视屏幕只能提供视觉和听觉刺激。仅凭这个原因，它就不适合婴儿和蹒跚学步的儿童。研究表明，儿童无法将在电视的所谓学习项目中获得的技能应用到现实世界中。[69]此外，研究人员发现，每天在屏幕前超过两个小时的儿童在认知任务和语言测试中的得分较低。世界卫生组织在其新的指导方针中建议，两岁以下的儿童不应在屏幕前花任何时间，也不应连续坐着超过一个小时。[70] 它还建议将儿童坐着的时间用于与看护人的互动，例如朗读或讲故事。直接的社会互动最能让孩子练习语言技能，而语言技能对于有复原力地应对压力是必不可少的。

情绪调节

能够自我调节情绪的孩子更不受母亲情绪的影响，因此，即使在母亲患有抑郁症的情况下，孩子仍然有较强的复原力。[71] 这种能力可能部分是先天的，部分是在幼儿时期习得的。然而，学童及成年人都可以练习更好地调节自己的情绪。调节不等于“压抑”，调节意味着我们认识到了一种感觉，得出潜在的结论。例如，从摆脱一种不愉快的情况，或者给自己必要的休息，以便随后能够独立地平静下来，从而再次“关闭”这种情绪。照顾者可以帮助孩子学习情绪调节，如成为榜样，谈论自己的感受和反应，帮助孩子识别自己的感受、适应并安抚自己等。后者并不意味着让孩子哭到自己停止，相反，这意味着陪伴在侧、安慰和平复。这听上去好像不太独立，但孩子首先要学会如何做到冷静下来。最好是在他人的陪伴下一起进行，而且是在与一个有爱心、有同情心的成年人的互动中进行。

托儿所也可以锻炼孩子们情绪调节的能力。当然也包括对一个正在哭泣的孩子倾注爱与关注。更广泛的练习是指尝试与孩子们一起练习冥想和正念。这些练习似乎非常成功：10 个小时的正念训练就可以提高幼儿园孩子的社交能力。[72] 同样，瑜伽和正念练习也可以提高小学生的复原力。[73]

如前所述，某些技能可以帮助儿童调节情绪。首先是语言表达的能力。在这方面，照料机构也可以且应该促进和干预，以支持儿童的语言发展。必须特别指出，社会经济地位较差的儿童参加体育和音乐课、郊游和文化活动的机会较少。在一些地区，政策制定者已经对此采取了措施，为这类课程提供财政补助。但想必仅靠一张体育课程券，影响还是有限的。而最重要的还是孩子必须被接送到相应的地点参加活动，并在课程上获得关注和照顾。在这方面，家庭环境也许可以起到支持作用。还有一些方案，可以为来自困难家庭的儿童提供指导或伙伴关系。在我看来，代际关系的项目（“出租爷爷奶奶”）很有潜力。在这些方案中，老年人扮演着类似祖父母的角色。这类项目可以提供社会支助，并使儿童能够参加课外活动，而且这些活动已证实是可以提高复原力的。[74]

自然体验

一项研究发现，在绿色环境中长大的儿童患精神障碍的风险降低了一半。[75] 当然这并不一定是指在浪漫的农场度过童年，研究只针对生活环境附近（花园、公园和游乐场等）植被的数量。即使在对父母的社会经济地位和精神疾病的数据进行了修正之后，这种联系仍然存在。此处涉及所谓的剂量－反应关系：一个孩子在绿色社区生活的时间越长，患精神疾病的风险就越低。目前还不清楚这种联系背后的机制是什么。但可以推测，附近的绿色区域使孩子们更有可能在户外玩耍，更多地锻炼，更有可能与其他孩子接触。我们已经知道，置身大自然中会降低我们的压力水平，[76] 甚至会降低在我们沉思时大脑某个区域的活跃程度。[77] 置身大自然，会缓冲压力给孩子大脑造成的负面影响。[78] 此外，比起在进行其他结构化活动或在家里玩耍时，孩子在大自然中玩耍时往往能够更加直接地面对自己的极限，获取更具体的经验。这增强了许多对复原力来说很重要的能力，如独立性、情绪调节、与其他孩子交流的社交技能和自信。以上所述提供了一种可能性，通过一种完全不同的、非家庭的办法来提高儿童的复原力，即通过城市和住房规划，来保留或新建更多的绿化面积。

责 任

在社会环境中承担特定任务的责任可以增强儿童和青少年的复原力。育儿专家安娜·瓦尔格伦认为，从很小的时候起，人类就觉得有必要加入“羊群”，并被他人所需要。[79]她建议，父母不仅要让一个年幼的孩子感觉自己“被允许”搭把手，也就是说，让孩子“有时候尝试一下帮个忙”，而且要让孩子觉得自己是很有用的，是被需要的。即使在蹒跚学步的时候，孩子也有机会承担起家庭中重要任务的责任。重要的任务不必繁重，关键在于它是对家庭来说很重要的任务。例如，帮助一起准备食物是一个特别合适的任务。一个年幼的孩子可以帮助切菜、洗菜或者搅拌食物。感到自己被需要，并为家庭、社群做出有益的贡献，会增强个人的自尊心。由此，一个孩子可以体验到，他不仅是家庭的一部分，不是父母的障碍或负担，而且重要的是，他能够为整个家庭的存亡做出积极的贡献。从成人的角度来看，这听起来有些夸张，但如果我们从进化的角度来看待孩子的发展，这是很有道理的。我们的祖先生活在紧密的群体中，每个人都承担着共同生存下去的重要任务。羊群对个体的生存很重要，个体对羊群也很重要。从孩子在游戏中模仿大人的方式可以看出，我们从小就试图学习在我们的“羊群”中所必需的、最重要的行为活动。属于社群并且为集体做出贡献是一种根深蒂固的、可能是与生俱来的需要。除了自我价值感和意义，这也给孩子带来安全感；因为凡在社区中被需要的人，在有需求的时候也会得到帮助。不仅家庭可以作为一个集体发挥作用，而且学校或托儿所也可以给孩子分配对集体运作至关重要的任务。例如，在学校里，孩子们承担着对课堂、班集体氛围很重要的任务，或者他们可以参与各种委员会的决策。同样，如果任务不仅仅是角色的分配，而是告诉孩子这个任务对小组的运作是重要的，且实际上是必不可少的，那么这就是成功的。由此，儿童的自尊和归属感在家庭和学校等地方得到了加强，反过来又增加了儿童的复原力。

冒险的游戏

正如前文所述，“压力免疫”一词的核心思想并不是有针对性地通过练习给儿童施加压力；相反，是让他们有机会在没有指导和监督的情况下独立获得经验。由于电视和互联网大大增加了信息的密度，各种负面新闻的标题进一步加剧了父母的恐惧。这是可以理解的，但不幸的是，这导致儿童们在成长过程中受到越来越多的保护，并变得越来越焦虑。然而简单的小事就可以给孩子们很大的信心，比如独自上学，在商店里自己买点东西，无人看管的情况下在花园里自由玩耍。在打雪仗的时候孩子们可以学到很多东西，或者至少学到一些完全不同的东西。在健身房里，亲子体操是在指导之下进行的，有着柔软的保护垫。如果一个孩子从健身房的攀岩墙上掉下来，他感觉不到任何后果。但是，在花园里攀爬玩耍时的擦伤和瘀青都是直接的反馈，这不仅仅向孩子表明自己有极限，还让孩子体验面对消极的经历，即无法完成某件事的挫折感、痛苦和尴尬的感觉。孩子会不断学习，通过练习他会变得更好。而且这一过程中，孩子是独立的，不需要父母的帮助。研究人员艾伦·桑德斯特和莱弗·肯奈尔认为，儿童自己寻找小的风险（即挑战自我）与天然暴露疗法类似。后者是一种人类与生俱来的接触疗法，可以减少焦虑。他们认为这是小孩子为生活做准备的一种进化生物学倾向。事实上，在许多文化和社会中，儿童的冒险方式是相似的：爬到高处、快速摇摆、混战，以及对刀和火柴等危险物体的迷恋。研究人员的结论是，“由于其对抗恐惧的作用，危险的游戏行为可能是在儿童的正常发育过程中自然而然产生的。如果阻止儿童参与适合其年龄的危险游戏，那么在社会中会出现更多的神经质或精神病理学问题”。[80]

青少年时期

在青少年群体中，艾伦·桑德斯特和莱弗·肯奈尔的预言似乎已经成为现实。研究表明，青少年比上一代更容易患上抑郁症和焦虑症。[81、82] 尤其令人震惊的是，自杀率在十年的时间内也大幅上升。在英国，男孩和女孩的自杀率分别上升了 17% 和 46%；[83] 在美国，自杀率分别上升了 34% 和 82%。[84] 在德语国家也可以看到类似的趋势。[85] 尽管德国的增长不那么显著，但是死于自杀的人数也已经多于死于交通事故的人数 [86]（应当指出的是，中老年人的自杀率高于年轻人）。

青少年受到压力的影响越来越大，这件事应该引起我们特别的关注。青少年通常被贴上很难沟通或情绪反复无常的标签。但是，正如我们已经看到的，青少年对压力的敏感度增加是有生物学基础的；仅仅是大脑还在发育中这一个理由，我们就应该认真对待这件事。青少年的大脑渴望新的体验、学习机会和风险，只有达到过自己的极限，才能了解自己的边界在哪里。因此，青少年时期既是一个潜力巨大的时期，也是一个高度脆弱的时期。没有什么比如下事实更能说明这一生命时期的敏感性了：一周内青少年的神经细胞互相之间的连接有25% 发生了改变，也就是说这些联系可以被重新创造或者破坏。青少年与其他青年和同龄人的互动特别重要，因此这些也是可以进行干预的方面。但父母仍是重要的相关人，而且往往也是产生摩擦的当事人。家庭关系正在成为年轻人希望而且也应该更多体验到自主性的一个方面。

由于大脑在生命的这一阶段专注于成长和获取新的体验，青少年会表现出更多的高风险行为；这不是因为他们不了解后果，而是因为这种行为有助于他们的发展——他们喜欢紧张、刺激，甚至可能是生物学上的紧张。[87] 为了满足他们的需求，应该给青少年去承担正面积极风险的机会，比如说运动（见下文）、独自旅行和结交新朋友。

复原力方案为处境困难的儿童和青少年提供了新的视角和机会。在这一敏感阶段，年轻人在家庭中与父母的关系愈发紧张，并且身边其他人的影响力日益增长。于是，他们会花更多的时间在学校里，朋友们成了新的生活中心。此外社交媒体也是一个很难管理的领域。学校和课后自习是青少年花时间最多的地方，也是最容易发现、预防问题的地方。在德国，学校仍以教育使命为主；不过进行复原力项目课程可以惠及每个儿童和青少年，令他们获益匪浅。当然学校提供除了教育以外的其他课程这件事也可以批判性地看待，因为国家机构不应成为对生活方式给出咨询的机构。此外还有一个问题，即对学校成绩的评估可能与是否参与这类额外课程混为一谈。然而，也有不少理由支持通过校内课程接触儿童和青少年，来加强孩子的心理素质。显然，这种集体课程并不能治愈严重的创伤，但它确实是不错的预防措施。

社交媒体和社交互动

关于社交媒体对青少年心理影响的研究表明，孩子对这类服务的需求正在增加。事实上，青少年，特别是女孩往往患有抑郁症，这可能与他们使用社交媒体有关。[88] 社交媒体是一个新事物，且正以一种前所未有的方式影响着青少年的心理。虽然许多人认为针对社交媒体的讨论是传统代际冲突的一种表现，但研究人员在数据中看到了与智能手机的出现有关的切实变化。圣地亚哥大学的珍·特吉教授研究了年轻人的生活。她的数据可以追溯到 1930 年。报告谈及，智能手机的出现是一个明显的转折点。[89] 其中积极的趋势是，青少年的安全性增加了。但造成这种结果的原因却不那么积极：由于年轻人外出和独自旅行的次数减少，因此不太可能陷入危险的境地。他们满足于待在家里，在虚拟的世界中旅行，平均每天耗费 9 个小时！[90] 不过他们的心理健康状况也因此受到了影响。珍·特吉教授指出，除此之外还有很多其他因素也在影响着年轻人的生活；但可以肯定的是，数字世界做出了巨大的贡献，并产生了巨大的影响。例如，2015 年 12 年级的学生比 2008 年 8 年级的学生更少出门！此外，这位心理学家还指出，与前几代人相比，智能手机一代的年轻人更难发生恋爱关系，发生性关系的时间更晚，更少从事兼职工作，考驾照的时间也更晚（在美国，16 岁时就可以考取驾照，因此长期以来一直被认为是青少年独立的象征)。

社会交往对复原力如此重要，年轻人却很少花时间待在一起，不能不令人担忧。自 1990 年以来，几乎每天与朋友见面的人数从 50% 以上下降到 25%。[91] 虽然人们可以说，他们只是将与朋友共度时光的场景换到了网上，但感到孤独的人数仍有所增加：从 30% 上升至 40%。此外，认为年轻人与朋友的联系仅是方式不同的论点基于这样一种假设，即在线互动与面对面互动完全相同。至少在目前的技术水平上，这不可能是真的，因为基于屏幕的通信仅仅使用视觉和听觉来感知。然而在与他人直接交流的过程中所发生的情况要复杂得多。身体上的亲近不仅对传达情感很重要，[92] 而且还能减轻压力，促进与他人的情感联系，并促进心理健康。[93] 人们经常遇到这样的论点，即前几代人也会通过电话交谈几个小时，也不是面对面交流，但他们却没受到任何负面影响。可是，即使在这种情况下，电话另一端的伙伴毕竟是一个活生生的、自发反应的人，而不是一个被设定为能够不断适应用户行为的策略性软件(这种设定是为了增加用户的依赖性和黏性)。

当人们谈论青少年的心理健康危机时，不仅仅是在谈论某些头条新闻。基于屏幕的社交媒体使负面情绪不断增长，而且社会情感变得愈发困难。但是，针对这种情况，也有行之有效的“解毒剂”。简单地说，就是每天把看屏幕的时间限制在半个小时内，最多两个小时，[94]并把获得的空闲时间用于其他真正的社交活动，最好是运动，[95]团体运动就更好了。参加团体性的体育活动可以降低患抑郁症和焦虑症的风险。即使童年有过创伤经历的青少年也是如此。[96]通过这种方式，挫折感和攻击性被消除，青少年之间建立起了真实的、非虚拟的团体，压力系统也得到了训练。年轻的大脑是饥饿的，它需要充分而全面的刺激才能很好地发展。这意味着要刺激所有的感官模式，而不仅仅是视觉和听觉，还要从自己的行为中体验到真实的反馈和切实的后果。

干预方案

有许多方法可以将心理障碍干预措施纳入学校的日常生活。在英国，300多所学校教授正念、呼吸和放松技巧，以减少焦虑和抑郁。正念练习的积极影响也可以在大脑中度量，正念能力较强的青少年表现得更有活力，即恐惧会比较少。[97]在瑞典的一项研究中，来自贫困社区的学生参加了一项干预项目，在这项措施中他们学习了如何摄入健康的饮食，并且了解到锻炼的积极影响。[98] 世界各地的研究都得出了同样的结论，例如对中国[99] 或立陶宛[100] 青少年的研究工作。这一点很重要，因为它表明青少年有规律的锻炼与复原力之间的联系，是基于人类对锻炼的自然而普遍的需求。

为了取得最佳效果，青少年必须能够选择自己喜爱的体育活动。[101] 这样不仅令心理受益，还加强了他们的认知能力[102]，提升了他们在学校的表现。[103]

这些研究表明，推动学校数字化的重要性较小。相反，我们必须保护学校不受过多电子屏幕的影响，并向儿童和青少年传授如何与社交媒体保持距离的策略，如何在现实生活中更好地与人互动，以及如何以富有成效的而不是以破坏性的方式释放自己积聚的能量。简而言之，学校应该创造更多的运动和锻炼机会，而不是让学生在屏幕前待更长的时间。

由于同龄人对青少年来说特别重要，青少年往往感觉自己总被大人们误解，所以一些干预方案侧重于同龄人咨询，或至少更多地倾向于使用 20 岁出头的青年顾问，这些顾问在年龄和代际经验方面更适合青少年群体。例如慈善机构明爱（Caritas）有一个防止自杀的门户网站，均由 25 岁以下的年轻人担任志愿顾问。[104] 许多在这个网站工作的人自己也有过危机和创伤经历，如过早失去父母。这些服务的目的不是治疗寻求帮助的人，而是在平等的基础上对待当事人，并与他们建立联系。因为稳定而可靠的关系往往正是青少年所缺乏的。当然，志愿顾问们不会独自处理这些案例，而是定期在小组监督中进行案例讨论。

“大哥大姐会项目”也采取了类似的做法，该项目始于 100 多年前的美国，如今也在很多国家运行。来自社会经济地位弱势家庭的儿童和青少年会得到“导师”的支持。导师大多是 20 多岁的年轻人，他们会花时间和儿童们待在一起。这种方法还利用建立积极而可靠的联系来加强儿童和青少年的复原力，并且获得了成功。大哥大姐会的参与者吸毒、打架或逃学的风险较低。此外，他们与家人的摩擦更少，自我意识也更强。[105] 其中一个原因可能是，他们在与导师共度的时间里会有旅行安排，得到了他们本来无法获得的体验。

当然，兄弟姐妹、祖父母或者其他亲属也可以扮演导师的角色。积极的兄弟姐妹关系有助于促进儿童和青少年的成长，但是反过来，外人只能在很小程度上增进兄弟姐妹之间的关系。有趣的是，兄弟姐妹关系对年长的哥哥姐姐也有明显的积极影响：那些负责照顾弟弟妹妹的人或者那些通过其他活动在家庭结构中发挥重要作用的人更具有复原力。将重要活动分配给儿童或青少年可以加强他们的自信心、能力和归属感。被其他家庭成员依赖的事实给人一种被需要的感觉，一种自己很重要的感觉，以及一种有价值的感觉。[106]

除了建立稳定而积极的关系外，学习并且直接应用某些技能，例如一门手工艺、绘画、唱歌或演奏乐器等也可以给社会经济背景弱势的青少年带来不少益处。技能创造了积极的成就感，并创造出直接的作品。儿童和青少年会感到他们自己做了一些特别的事情，做了一些家庭中其他人可能做不到的事情，或者单纯地“擅长”做一些事情，从而加强了自信心。这类活动对青少年群体帮助很大，在活动中，他们可以从自己的实验和自己的成功或失败之中获得真正的学习经验。

无论采取哪种干预措施，复原力方案只有在长期进行的情况下才能取得成功，而且在完成后，后续还要定期跟进，或者举办学习会，以便年轻人与导师、其他参与者和小组领导人再次见面。

除此之外，必须在适当的时候进行干预——这点同样很重要。但很不幸，现实中合适的时机往往都被错过了，因为预防措施最好在儿童表现出不良行为（甚至犯罪）且被注意到之前就开始。早期干预可以对儿童的发展产生积极影响，并起到保护作用。什么时候被认为是好时机呢？大概是在上小学，甚至可能是幼儿园时期。不幸的是，最有可能出现行为问题或成为罪犯的儿童和青少年，同时也是最有可能落入陷阱，而且从通用复原力项目中获益最少的那群人。因此，在规划干预措施时应考虑到社会文化背景，并尽可能根据个人情况量身定制相应的措施方案。[107]

从青少年（13—17 岁）开始的干预，其成功率低于从儿童（9—12 岁）开始的方案。心理学家认为，原因在于这些方案往往不符合青少年的需要，特别是不符合他们希望在平等基础上被尊重和对待的愿望。[108] 青少年希望成年人认可他们的认知成熟和认知自主性，并希望受到平等的对待。青少年希望参与规划和决策，认为成年人应该倾听他们的意见，这对方案的成功至关重要。研究人员建议，干预措施应该针对年轻人这一发展阶段的短期动机（例如融入一个社会群体），而不是试图教育他们建立新的（长期）目标（例如关注养生）。

复原力方案本身和评估必须遵循个性化的标准。复原力对每个人来说都可能是不同的，也可能表现在不同的行为上。学习成绩和工作业绩在任何情况下都不是衡量复原力的标准。当然，由于我们不能仅仅依靠确凿的事实（如成绩和学位），所以评估变得更加困难。干预对心理健康、自我意识和与他人建立信任关系的能力的影响有多大，对此进行评估需要一定的时间以及同理心。

老年时期的复原力

到目前为止，我们所阐述的大多数增强复原力的练习和措施都是预防性的。在童年和青少年时期，这么做很有道理，因为我们希望年轻人为未来的生活做好准备。但随着时间的推移和生活的日积月累，压力源的性质也发生了变化：或小或大的创伤、损失和伤害都堆砌叠加起来。生活在我们身上留下了心理上和生理上的印记。因此，在整个生命过程中，促进复原力的预防性干预措施应慢慢转变为促进复原力处理已经历问题的策略，并支持积极适应的衰老方式。当然，随着年龄的增长，已经获得的技能（比如情绪调节）也发挥着复原力的作用。人际关系和融入群体也很重要。下面我们还会对此进行详述。

在儿童和青少年时期，以及在较年轻的成年初期，复原力的增强很容易被解释为获得某些品质或习得某些行为的策略，成功地适应不利事件的发展。然而，到了老年，至少在普遍的观点中，我们的成长发展已经结束了，我们已经成型了，性情固定，不能再学习新的行为方式。“少壮不努力，老大徒伤悲。”这句谚语很好地总结了人们的共识。但幸运的是，这种说法与现实并不相符。即使在老年，我们也有机会学习新事物，适应和发展自我。然而，关键在于我们自己也必须相信这一点。如果一个人确信自己具有某些品质和行为，而且在年老时是不可能摆脱这些品质和行为的，那么他也就不会成功。这就是自我实现预言现象[①]。这与被广泛证实的安慰剂效应相似，安慰剂效应表明，只要病人对其效果有足够的信心，一种不含止痛药的药丸也可以有效地对抗疼痛。然而，也有相反的情况，即所谓的反安慰剂效应[②]：如果我们认为一种药丸会产生引起疼痛的副作用，

---

① 自我实现预言现象，是美国社会学家罗伯特·莫顿提出的一种社会心理学现象，是指人们先入为主的判断，无论其正确与否，都将或多或少地影响到人们的行为，以至于这个判断最后真的实现，即预测本身可以影响被预测事件的现象。——译注

② 反安慰剂效应，来自拉丁语 Nocebo，意为“我将受到伤害”。由于接受药物的病人对于药物抱有负面的态度，不相信治疗有效，抵消了安慰剂效应，反而可能会使病情恶化。——译注

那么，即使这种副作用“在现实中”根本不存在，这种疼痛也可能发生。同样的机制也影响着我们的心理：我们的信念既塑造了我们的感知，也塑造了我们的行为。由于人们普遍认为随着年龄的增长，一个人不能再做出改变；因此，此处我要先质疑这种非常流行的观点。

首先，确实有研究表明，随着年龄的增长，大脑形成新神经细胞的能力会降低[109]，甚至可能完全消失[110]。与此同时，有其他研究表明，成年后人的海马体依然可以形成新的神经细胞。[111]而对于大脑在年老时是否还能够形成新的神经元，研究人员意见不一。[112]实际情况甚至可能存在个体差异，也可能与我们对自己的挑战程度有关。因此，至少在成年大鼠的实验中，可以证明神经元的形成是由不同的环境刺激的。[113]只有当大脑在海马体中需要新的神经细胞时，才会耗费能量来产生这些细胞——这也是有道理的。

然而，即使成年人的神经元不可能再新生，这也并不意味着我们不再适应环境。新生神经细胞在出生后只能在海马体内形成，因此新神经元的形成不可能是我们学习和改变的唯一原因。比形成神经细胞更重要的是神经的可塑性，即神经细胞之间连接的改变。神经细胞可以相互形成新的联系，也可加强或削弱现有联系。在单元之间传输的信号也受到调节过程的影响。轴突在产前发育过程中形成，在成年人中大部分是稳定不变的[114]；然而，轴突在所谓的树突上与其他神经元形成突触，而这些突触产生的区域则是高度动态的。因此，两个神经元之间的信号强度可以增加或减少，其后果直接影响大脑网络水平。举一个例子，比如所谓的“去掩蔽”（unmasking）：一些神经元经过调节可以抑制整个神经网络。如果这种抑制性的神经元活动被削弱，一个网络就会被暴露。为此大脑中不必有任何结构的变化，而且，这种可塑性在老年时期依然存在。

过去对大脑横截面的研究表明，随着年龄的增长，我们的脑灰质会减少，因此神经细胞和连接也会减少，但详细的分析表明实际情况会有所不同。如果根据老年人的认知能力对他们进行分组，就会发现每个老人的脑灰质数量有很大的差异。那些认知能力最好的老人，即所谓的“超级老人”（superager）的大脑，和年轻人的大脑是没有什么区别的！[115]然而，对于是否超级老人在年轻时也拥有比其他人更大的脑容量，目前仍然没有答案。但即使是这样，根据我们所学到的关于大脑发育和可塑性的一切知识，我们可以推测：这些超记忆、高认知老人肯定不是一辈子懒洋洋、不动脑子的人。相关回顾性研究也表明了这一点。超级老人们在研究中讲述了他们在中年时过着要求高甚至十分高压的生活。[116]从幼年到老年，有一点似乎始终适用，那就是像神经元的形成一样，大脑的可塑性不会无缘无故地出现变化。为了让大脑的可塑性即使在老年时期也能不断地变化，我们需要激励、新的体验和挑战。因此每个人都有机会积极地影响自己的生活，至于程度则因人而异。

社交可能就是挑战的一个主要来源。在与他人打交道时，我们需要拥有做出妥协的意愿、认知的灵活性和同理心。为了理解他人，尤其是当对方在态度和思维方式上与我们不同时，大脑必须完成巨大的“计算”。从这个意义上说，老年人可以从与年轻人的沟通交流中受益，特别是当年轻人的世界观与他们不同时。这也许是老年人参加“出租爷爷奶奶”等项目的原因。另外老年时期的孤独感会增加罹患抑郁症的风险。[117、118]参与社会活动，特别是代际活动，是晚年生活重要且成功的应对策略。[119]

对老年人来说，最佳的活动就是团体活动，如果可能的话，最好还掺有锻炼身体的元素。从和孙子孙女玩记忆游戏，到和朋友散步，到和自己的孩子讨论政治话题，再到上艺术课，等等。活动没有对错，最重要的是，所涉及的活动提供了新的体验，对精神或身体有一定的要求和挑战，可刺激大脑继续保持灵活、适应，以及继续学习。我们大多数人在老年时都会受到一定的限制，主要是健康方面的限制。然而，重要的是我们不要把这些限制看作障碍，不要屈服。例如，如果因为行动不便，我们不再练习最喜欢的运动，但这并不一定意味着要放弃所有的体育活动，我们还可以学习一项更适合身体状况的新运动。这就是复原力，即对不断变化的生活条件的适应，而不要被动地接受能力的丧失。

老年时期的复原力还包括如何处理疾病和损失。生理健康上的限制可能会在生命的早期就开始影响我们。在这方面仅仅指望大脑的可塑性是不够的。相反，我们需要具体有用的应对战略。如果尽早学会这样的策略，并且能够在必要时使用它们，会对我们大有裨益。如果一个人能够拥有各式各样的策略，如减轻压力的策略，那么，即使在年老和受限的情况下，总还会有部分适合的策略可供使用。也许你不再能够慢跑，但是却可以在一个固定的小组里画画或者下棋。众所周知，身体活动对老年健康也很重要,比方说可以预防痴呆症。[120] 然而，我们应该避免过高的期望，老年时的复原力并不意味着为保持完全健康而努力，而是意味着认识到疾病和失去是每个人生活的一部分。其实疾病并不一定妨碍老年生活过得好，即使在患有疾病的老年人群中，大多数人也认为自己是“成功老化”的。[121]

因此，对期望的某种调整或许是对“健康”的重新理解。[122] 一般来说，我们把健康定义为没有疾病。然而健康也可以理解为成功地克服疾病、残疾或疾病带来的长期后遗症。特别是对于随着年龄的增长而积累起来的慢性疾病，认识到自己在给定的范围内是健康的，这种观点非常有意义。自身能对现有的能力加以平衡和强化利用，并接受部分受限的事实。我们必须再一次正确地衡量，什么是我们要接受的无法改变的情况，什么是屈服于自身无法改变的情况。屈服很容易导致真正的疾病和限制。我们的期望总是影响我们对状况的看法：那些认为自己年老、过时或受限制的人在做事情时也会受到心态的相应影响，因此他们剥夺了自己积极参与事务的机会。而凡事都能积极参与的人，就会增强自己的心理复原力；尤其是在老年时期，自主性和自我效能感①有助于心理健康。重要的是，不要因为自认为是“老年人”，或者在生病的情况下认为自己是“残疾人”，进而剥夺

---

① 自我效能感，即自我能力感，指人对自己是否能够成功地进行某一行为的主观判断。——译注

自己的行动自由。

在我们这个崇尚年轻的社会里，老龄化通常被理解为一个能力丧失的过程。但是，如果把重点放在生活经验的增加和老年时日益增长的平静宁和上，那么，我们也可以积极地看待老龄化的过程。尽管过去和现在都有尊长辈为智者的文化，但对我们来说，这依然是陌生且困难的。不过，至少我们可以试着把衰老理解为生命的一部分。对于那些想把生命作为一个整体来体验的人来说，生命的最后阶段就像生命的所有其他阶段一样，是有理由存在的，也具有其独特价值。将老龄化视为一种具有新挑战的新冒险，这种想法就更积极了。即使是永远年轻的彼得·潘差点溺水时，也说“死亡将是一场华丽异常的大冒险”。瑞典社会学家拉尔斯·托恩斯塔姆的“超越老龄理论”也试图重新定义老年。[123] 在传统的观点中，成功的衰老是指年轻的延续，尽可能不受到衰老过程的影响。而该理论则将衰老描述为另一个积极的发展过程，将视角从物质和理性的视角转换成更加超越的人生观。托恩斯塔姆认为，这并不是指某种宗教或者某种奥秘，而是一种精神上的观点，表现为时间关系的变化，在代际更迭中自我认知的变化，以及对生活的理解。观点的转变使年迈的人对自己、对与他人的关系、对生活本身有了新的认识。在这一发展阶段中，老年人对自己的关注减少，更多地关心他人，但同时花时间为自己而活的需求变得更加强烈。多项研究表明，超越老龄的人特别有复原力，对自己的生活感到心满意足。[124] 他们认为生命最后的时期是积极而有意义的，并感到自己与过去、与先人、与自然、与宇宙有着更加紧密的联系。

结 语

压力、危机和有困难的阶段是每个人生活中必不可少的一部分，因此每个人都应该拥有一些处理这些问题的策略。在这方面，一个经常被忽视但非常核心的问题是身心统一。压力和创伤不仅是心理过程，同时也是生理过程，复原力也是如此。我们可以通过反思和心理练习来增强我们的心理复原力。然而，当我们把它们与健康的生活方式（即顺应自然需求的生活方式）结合起来时，就会更加行之有效。了解并顺应自己作为人类有机体的自然生理需求，也意味着加强了心理素质。而且这从儿童早期就开始适用了，特别是在这个阶段，心理和身体健康之间的联系仍是最强烈的。那些婴儿时期的身体需求（即对亲密、温暖、食物和睡眠的需求）得到满足的人，已经为成年后的心理复原力奠定了基础。

我们对亲密感、对从属于一个群体的需求，在成年后也没有丝毫的减弱，这也是一种生理需求。正如对我们的祖先来说，融入群体是至关重要的，同样，对现代人来说，社会参与感也是至关重要的。在这一方面复原力不仅仅是一种个人品质或能力，也是由我们周围的环境共同决定的。诚然，我们可以通过某些策略来加强自己的复原力，但是，作为一个个体，我们的能力有限。为了创造和促进有利于个人更具复原力地处理危机的基础和生活条件，还必须从社区层面上，甚至最好能从整个社会层面上做出改善。

注释及参考文献

第一章

1. Breslau, N. (2002). Epidemiologic studies of trauma, posttraumatic stress disorder, and other psychiatric disorders. *Can J Psychiatry*, *47*: 923–929.

2. Kessler, R. C. (2000). Posttraumatic stress disorder: the burden to the individual and to society. *J Clin Psychiatry*, *61(Suppl 5)*: 4–12.

3. Norris, F. H. (1992). Epidemiology of trauma: frequency and impact of different potentially traumatic events on different demographic groups. *J Consult Clin Psychol*, *60*: 409–418.

4. Herrman, H., Stewart, D. E., Diaz-Granados, N.,

Berger, E. L., Jackson, B., & Yuen, T. (2011). What is resilience? *Can J Psychiatry 56(5)*: 258–265.

5. Bowlby, J. (1951). *Mental Care and Mental Health*. Geneva: WHO.

6. Ainsworth, M. (1979). Infant-mother attachment. *American Psychologist, 34*: 932–937.

7. Harlow, H. F. (1958). The nature of love. *American psychologist, 13(12)*: 673–685.

8. Werner, E. E., Bierman, J. M., & French, F. E. (1971). *The children of Kauai: A longitudinal study from the prenatal period to age ten*. University of Hawaii Press.

9. Rutter, S. J. (1979). Protective factors in children's responses to stress and disadvantage. In: Kent, M. W., & Rolf, J. E. (eds). *Primary Prevention of Psychopathology*, Vol. 3: Social Competence in Children. Hanover. N. H.: University Press of New England.

10. Masten, A. S., & Garmezy, N. (1985). Risk, vulnerability, and protective factors in developmental psychopathology. In: *Advances in clinical child psychology* (pp. 1–52). Springer, Boston, MA.

11. Maddi, S. R. (2002). The story of hardiness:

Twenty years of theorizing, research, and practice. *Consulting Psychology Journal: Practice and Research, 54(3)*: 173–185.

12. Kobasa, S. C. (1979). Stressful life events, personality, and health: an inquiry into hardiness. *Journal of personality and social psychology, 37(1)*: 1–11.

第二章

1. Stephens, M. A. C., & Wand, G. (2012). Stress and the HPA axi: Role of glucocorticoids in alcohol dependence. *Alcohol research,34(4)*: 463–483.

2. Holmes, T. H., & Rahe, R. H. (1967). The social readjustment rating scale. *Journal of Psychosomatic research, 11(2)*: 213–218.

3. Hobson, C. J., Kamen, J., Szostek, J., Nethercut, C. M., Tiedmann, J. W., & Wojnarowicz, S. (1998). Stressful life events: A revision and update of the social readjustment rating scale. *International journal of stress management, 5(1)*: 1–23.

4. Lazarus, R. S. (1999). *Stress and Emotion. A new Synthesis*. Free Association Books, London.

5. Sterling, P., & Eyer, J. (1988). Allostasis: a new paradigm to explain arousal pathology. In: Fisher, S., & Reason, J. (eds.). *Handbook of life stress, cognition and health* (pp. 629–649). New York: John Wiley & Sons.

6. McEwen, B. S., & Wingfield, J. C. (2003). The concept of allostasis in biology and biomedicine. *Horm Behav, 43*: 2–15.

7. Guilliams, T. G., & Edwards, L. (2010). Chronic stress and the HPA axis. *The standard, 9(2)*: 1–12.

8. McEwen, B. S. (2000). Allostasis and allostatic load: Implications for neuropsychopharmacology. *Neuropsychopharmacology, 22(2)*: 108–124.

9. Wingenfeld, K., Schulz, M., Damkroeger, A., Rose, M., & Driessen, M. (2009). Elevated diurnal salivary cortisol in nurses is associated with burnout but not with vital exhaustion. *Psychoneuroendocrinology, 34(8)*: 1144–1151.

10. McEwen, B. S. (2016). Stress-induced remodeling of hippocampal CA3 pyramidal neurons. *Brain Res, 1645*: 50–54.

11. Bremner, J. D., Randall, P., Scott, T. M., et al.

(1995). MRI-based measurement of hippocampal volume in patients with combat-related posttraumatic stress disorder. *Am. J. Psychiatry, 152*: 973–981.

12. Villarreal, G., Hamilton, D. A., Petropoulos, H., et al. (2002). Reduced hippocampal volume and total white matter volume in posttraumatic stress disorder. *Biol. Psychiatry, 52*: 119–125.

13. Gilbertson, M. W., Shenton, M. E., Ciszewski, A., et al. (2002). Smaller hippocampal volume predicts pathologic vulnerability to psychological trauma. *Nat. Neurosci., 5*: 1242–1247.

14. Sapolsky, R. M., Uno, H., Rebert, C. S., Finch. C. E. (1990). Hippocampal damage associated with prolonged glucocorticoid exposure in primates. *J Neurosci., 10*: 2897–2902.

15. Vyas, A., Mitra, R., Rao, B. S. S., et al. (2002). Chronic stress induces contrasting patterns of dendritic remodeling in hippocampal and amygdaloid neurons. *J Neurosci, 22*: 6810–6818.

16. Gianaros, P. J., Horenstein, J. A., Hariri, A. R., et al. (2008). Potential neural embedding of parental social

standing. *Soc Cogn Affect Neurosci, 3*: 91–96.

17. Koch, S. B., van Zuiden, M., Nawijn, L., Frijling, J. L., Veltman, D. J., & Olff, M. (2016). Aberrant resting-state brain activity in posttraumatic stress disorder: A meta-analysis and systematic review. *Depression and anxiety*, *33(7)*: 592–605.

18. B. Nemeroff, Ch. B., & Marmar, Ch. (eds.) (2018). *Post-Traumatic Stress Disorder*, Oxford University Press.

第三章

1. Windle, G., Bennett, K., & Noyes, J. (2011). A methodological review of resilience measurement scales. *BMC Health Qual Life Outcomes, 9*: 8.

2. Nisbett, R. E., & Wilson, T. C. (1977). Telling more than we can know: verbal reports on mental processes. *Psychological Review, 84*: 3.

3. Bonanno, G. A., Westphal, M., & Mancini, A. D. (2011). Resilience to loss and potential trauma. *Annual review of clinical psychology, 7*: 511–535.

第四章

1. Bartels, M., Van den Berg, M., Sluyter, F., Boomsma, D. I., & de Geus, E. J. (2003). Heritability of cortisol levels: review and simultaneous analysis of twin studies. *Psychoneuroendocrinology, 28(2)*: 121–137.

2. Meaney, M. J., Aitken, D. H., Bodnoff, S. R., Iny, L. J., Tatarewicz, J. E., & Sapolsky, R. M. (1985). Early postnatal handling alters glucocorticoid receptor concentrations in selected brain regions. *Behav Neurosci, 99(4)*: 765–770.

3. Meaney, M. J., Szyf, M., & Seckl, J. R. (2007). Epigenetic mechanisms of perinatal programming of hypothalamic–pituitary–adrenal function and health. *Trends Mol Med, 13(7)*: 269–277.

4. Weaver, I. C., Champagne, F. A., Brown, S. E., Dymov, S., Sharma, S., Meaney, M. J., & Szyf, M. (2005). Reversal of maternal programming of stress responses in adult offspring through methyl supplementation: altering epigenetic marking later in life. *J Neurosci, 25(47)*: 11045–11054.

5. McGowan, P. O., Sasaki, A., D'Alessio, A. C.,

Dymov, S., Labonte, B., Szyf, M., Turecki, G., & Meaney, M. J. (2009). Epigenetic regulation of the glucocorticoid receptor in human brain associates with childhood abuse. *Nat Neurosci, 2*: 342–348.

6. Perroud, N., Paoloni-Giacobino, A., Prada, P., Olie, E., Salzmann, A., Nicastro, R., Guillaume, S., Mouthon, D., Stouder, C., Dieben, K., Huguelet, P., Courtet, P., & Malafosse, A. (2011). Increased methylation of glucocorticoid receptor gene (NR3C1) in adults with a history of childhood maltreatment: A link with the severity and type of trauma. *Transl Psychiatry, 1*: e59.

7. Goll, M. G., & Bestor, T. H. (2005). Eukaryotic cytosine methyltransferases. *Annu Rev Biochem, 74*: 481–514.

8. Miller, C. A., & Sweatt, J. D. (2007). Covalent modification of DNA regulates memory formation. *Neuron, 53*: 857–869.

9. Buitelaar, J. K., Huizink, A. C., Mulder, E. J., de Medina, P. G. R., & Visser, G. H. (2003). Prenatal stress and cognitive development and temperament in infants. *Neurobiology of aging, 24*: S53–S60.

10. Davis, E. P., & Sandman, C. A. (2010). The timing of prenatal exposure to maternal cortisol and psychosocial stress is associated with human infant cognitive development. *Child development, 81(1)*: 131–148.

11. Dean, D.C., Planalp, E. M., Wooten, W., et al. (2018). Association of Prenatal Maternal Depression and Anxiety Symptoms With Infant White Matter Microstructure. *JAMA Pediatrics, 172(10)*: 973–981.

12. Charil, A., Laplante, D. P., Vaillancourt, C., & King, S. (2010). Prenatal stress and brain development. *Brain research reviews, 65(1)*: 56–79.

13. Ward, H. E., Johnson, E. A., Salm, A. K., & Birkle, D. L. (2000). Effects of prenatal stress on defensive withdrawal behavior and corticotropin releasing factor systems in rat brain. *Physiol. Behav., 70*: 359–366.

14. Uno, H., Eisele, S., Sakai, A., Shelton, S., Baker, E., DeJesus, O., & Holden, J. (1994). Neurotoxicity of glucocorticoids in the primate brain. *Horm. Behav., 28*: 336–348.

15. Szuran, T. F., Pliska, V., Pokorny, J., & Welzl, H. (2000). Prenatal stress in rats: effects on plasma

corticosterone, hippocampal glucocorticoid receptors, and maze performance. *Physiol. Behav., 71*: 353–362.

16. Fischi-Gómez, E., Vasung, L., Meskaldji, D. E., et al. (2014). Structural brain connectivity in school-age preterm infants provides evidence for impaired networks relevant for higher order cognitive skills and social cognition. *Cerebral cortex, 25(9)*: 2793–2805.

17. Heinonen, K., Lahti, J., Sammallahti, S., et al. (2018). Neurocognitive outcome in young adults born late-preterm. *Developmental Medicine & Child Neurology, 60(3)*: 267–274.

18. Heinonen, K., Eriksson, J. G., Lahti, J., et al. (2015). Late preterm birth and neurocognitive performance in late adulthood: a birth cohort study. *Pediatrics, 135(4)*: e818–e825.

19. Lemaire, V., Lamarque, S., Le Moal, M., Piazza, P.-V., Abrous, D. N. (2006). Postnatal stimulation of the pups counteracts prenatal stress-induced deficits in hippocampal neurogenesis. *Biol. Psychiatry, 59*: 786–792.

20. Mullen, P. E., Martin, J. L., Anderson, J. C., Romans, S. E., & Herbison, G. P. (1996). The long-term

impact of the physical, emotional, and sexual abuse of children: a community study. *Child. Abuse. Negl., 20*: 7–21.

21. Heim, C., Newport, D. J., Heit, S., Graham, Y. P., Wilcox, M., Bonsall, R., Miller, A. H., & Nemeroff, C. B. (2000). Pituitary-adrenal and autonomic responses to stress in women after sexual and physical abuse in childhood. *JAMA, 284* (5): 592–597.

22. Seligman, M. E. P. (1972). Learned helplessness. *Annual Review of Medicine, 23* (1): 407–412.

23. Vollmayr, B., & Gass, P. (2013). Learned helplessness: unique features and translational value of a cognitive depression model. *Cell and tissue research, 354(1)*: 171–178.

24. Cole, C. S., & Coyne, J. C. (1977). Situational specificity of laboratory-induced learned helplessness in humans. *Journal of Abnormal Psychology, 86 (6)*: 615–623.

25. Ainsworth, M. D. S., & Bell, S. M. (1974). Mother-infant interaction and the development of competence. In: Conolly, K. J., & Bruner, J. S. (eds.). *The growth of competence*. New York: Academic Press.

26. Finkelstein, N. W., & Ramey, C. T. (1977). Learning

to control the environment in infancy. *Child Development, 48*: 806–819.

27. Francis, D. D., & Meaney, M. J. (1999). Maternal care and the development of stress responses. *Current opinion in neurobiology, 9(1)*: 128–134.

28. Liu, D., Diorio, J., Tannenbaum, B., et al. (1997). Maternal care, hippocampal glucocorticoid receptors, and hypothalamic-pituitary-adrenal responses to stress. *Science, 277(5332)*: 1659–1662.

29. Maes, M., Yirmyia, R., Noraberg, J., Brene, S., Hibbeln, J., Perini, G., et al. (2009). The inflammatory & neurodegenerative (I&ND) hypothesis of depression: leads for future research and new drug developments in depression. *Metab. Brain Dis., 24*: 27–53.

30. Moussavi, S., Chatterji, S., Verdes, E., Tandon, A., Patel, V., & Ustun, B. (2007). Depression, chronic diseases, and decrements in health: results from the World Health Surveys. *Lancet, 370*: 851–858.

31. Pfau, M. L., & Russo, S. J. (2015). Peripheral and central mechanisms of stress resilience. *Neurobiology of stress, 1*: 66–79.

32. Gururajan, A., van de Wouw, M., Boehme, M., et al. (2019). Resilience to Chronic Stress Is Associated with Specific Neurobiological, Neuroendocrine and Immune Responses. *Brain, Behavior, and Immunity, 80*: 583–594.

33. Marusak, H. A., Hatfield, J. R., Thomason, M. E., & Rabinak, C. A. (2017). Reduced ventral tegmental area–hippocampal connectivity in children and adolescents exposed to early threat. *Biological Psychiatry: Cognitive Neuroscience and Neuroimaging, 2(2)*: 130–137.

34. Kieling, C., Baker-Henningham, H., Belfer, M., et al. (2011). Child and adolescent mental health worldwide: evidence for action. *Lancet, 378*: 1515–1525.

35. Ravens-Sieberer, U., Wille, N., Erhart, M., Bettge, S., Wittchen, H. U., Rothenberger, A., Herpertz-Dahlmann, B., Resch, F., Hölling, H., Bullinger, M., Barkmann, C., Schulte-Markwort, M., & Döpfner, M. (2008). BELLA study group. Prevalence of mental health problems among children and adolescents in Germany: results of the BELLA study within the National Health Interview and Examination Survey. *Eur Child Adolesc Psychiatry, 17 (Suppl 1)*: 22–33.

36. Ravens-Sieberer, U., Otto, C., Kriston, L., et al.

(2015). The longitudinal BELLA study: design, methods and first results on the course of mental health problems. *Eur Child Adolesc Psychiatry, 24*: 651–663.

37. Kessler, R. C., Avenevoli, S., Costello, E. J., Georgiades, K., Green, J. G., Gruber, M. J., et al. (2012). Prevalence, persistence, and sociodemographic correlates of DSM-IV disorders in the National Comorbidity Survey Replication Adolescent Supplement. *Arch Gen Psychiatry, 69(4)*: 372–380.

38. https://www.aerzteblatt.de/nachrichten/101355/Bei-immer-mehrKindern-und-Jugendlichen-werden-ambulant-psychische-Stoerungendiagnostiziert. 检索于 2019. 3. 27。

39. Torjesen, I. (2019). Childhood trauma doubles risk of mental health conditions. *BMJ Clinical Research, 364*: 1854.

40. Atwool, N. (2006). Attachment and resilience: Implications for children in care. *Child Care in Practice, 12(4)*: 315–330.

41. Matson, A. S., & Coatsworth, J. D. (1998). The development of competence in favorable and unfavorable environments. *American Psychologist, 53(2)*: 205–220.

42. Fonagy, P. (2003). The development of psychopathology from infancy to adulthood: The mysterious unfolding of disturbance. *Infant Mental Health Journal, 24(3)*: 212–239.

43. Rutter, M. (1994). Stress research: Accomplishments and tasks ahead. In: Haggerty, R. J., Sherrod, L. R., Garmezy, N., & Rutter, M. (eds.). *Stress, risk and resilience in children and adolescents. Processes, mechanisms and interventions* (pp. 354–386). Cambridge: Cambridge University Press.

44. Romeo, R. D. (2010). Pubertal maturation and programming of hypothalamic-pituitary-adrenal reactivity. *Front Neuroendocrinol., 31*: 232–240.

45. McCormick, C. M., Mathews, I. Z., Thomas, C., & Waters, P. (2010). Investigations of HPA function and the enduring consequences of stressors in adolescence in animal models. *Brain Cogn, 72*: 73–85.

46. Giedd, J. N., & Rapoport, J. L. (2010). Structural MRI of pediatric brain development: what have we learned and where are we going? *Neuron, 67*: 728–734.

47. Miller, G. E., Chen, E., Armstrong, C. C., et

al. (2018). Functional connectivity in central executive network protects youth against cardiometabolic risks linked with neighborhood violence. *Proceedings of the National Academy of Sciences, 115(47)*: 12063–12068.

48. Romeo, R. D. (2015). Perspectives on stress resilience and adolescent neurobehavioral function. *Neurobiology of stress, 1*: 128–133.

49. Lyons, D. M., Parker, K. J., Schatzberg, A. F. (2010). Animal models of early life stress: implications for understanding resilience. *Dev. Psychobiol., 52*: 616–624.

50. Parker, K. J., Buckmaster, C. L., Sundlass, K., Schatzberg, A. F., & Lyons, D. M. (2006). Maternal mediation, stress inoculation, and the development of neuroendocrine stress resistance in primates. *Proc. Natl. Acad. Sci. U.S.A., 103*, 3000–3005.

51. Tang, A. C., Akers, K. G., Reeb, B. C., Romeo, R. D., & McEwen, B. S. (2006). Programming social, cognitive, and neuroendocrine development by early exposure to novelty. *Proc. Natl. Acad. Sci. U.S.A., 103*: 15716–15721.

52. Kendig, M. D., Bowen, M. T., Kemp, A. H., &

McGregor, I. S. (2011). Predatory threat induces huddling in adolescent rats and residual changes in early adulthood suggestive of increased resilience. *Behav. Brain Res., 225*: 06–414.

53. Schmidt, M. V. (2011). Animal models of depression and the mismatch hypothesis of disease. *Psychoneuroendocrinology, 36*: 330–338.

54. Caspi, A., Sugden, K., Moffitt, T. E., Taylor, A. R., Craig, I. W., Harrington, H., et al. (2003). Influence of life stress on depression: moderation by a polymorphism in the 5-HTT gene. *Science, 301*: 386–389.

55. Adler, N. E., & Ostrove, J. M. (1999). Socioeconomic status and health: what we know and what we don't. *Annals of the New York academy of Sciences, 896(1)*: 3–15.

56. Najman, J. M., Aird, R., Bor, W., O'Callaghan, M., Williams, G. M., & Shuttlewood, G. J. (2004). The generational transmission of socioeconomic inequalities in child cognitive development and emotional health. *Social science & medicine, 58(6)*: 1147–1158.

57. Barbey, A. K., Colom, R., & Grafman, J. (2012).

Distributed neural system for emotional intelligence revealed by lesion mapping. *Social cognitive and affective neuroscience, 9(3)*: 265–272.

58. Strenze, T. (2007). Intelligence and socioeconomic success: A metaanalytic review of longitudinal research. *Intelligence, 35(5)*: 401–426.

59. Von Stumm, S., & Plomin, R. (2015). Socioeconomic status and the growth of intelligence from infancy through adolescence. *Intelligence, 48*: 30–36.

60. Plomin, R., & von Stumm, S. (2018). The new genetics of intelligence. *Nature Reviews Genetics, 19(3)*: 148–159.

61. Jowkar, B. (2007). The mediating role of resilience in the relationship between general and emotional intelligence and life satisfaction. *European Online Journal of Natural and Social Sciences, 2*: 216–222.

62. Armstrong, A. R., Galligan, R. F., & Critchley, C. R. (2011). Emotional intelligence and psychological resilience to negative life events. *Personality and Individual Differences, 51(3)*: 331–336.

63. Côté, S., Gyurak, A., & Levenson, R. W. (2010).

The ability to regulate emotion is associated with greater well-being, income, and socioeconomic status. *Emotion, 10(6)*: 923–933.

64. Bradley, R. H., & Corwyn, R. F. (2002). Socioeconomic status and child development. *Annual review of psychology, 53(1)*: 371–399.

65. Milaniak, I., & Jaffee, S. R. (2019). Childhood Socioeconomic Status and Inflammation: A Systematic Review and Meta-Analysis. *Brain, Behavior, and Immunity, 78*: 161–176.

66. Adler, N. E., Marmot, M., McEwen, B. S., Stewart, J. (eds.) (1999). *Socioeconomic Status and Health in Industrialized Nations*. New York: NY Acad. Sci.

67. Parcel, T. L., Menaghan, E. G. (1990). Maternal working conditions and children's verbal facility: studying the intergenerational transmission of inequality from mothers to young children. *Soc. Psychol. Q., 53*: 132–147.

68. Kohn, M. L., Schooler, C. (1982). Job conditions and personality: a longitudinal assessment of their reciprocal effects. *Am. J. Soc., 87*: 1257–1283.

69. Bradley, R. H., Corwyn, R. F., Burchinal, M.,

McAdoo, H. P., & García Coll, C. (2001). The home environments of children in the United States Part II: Relations with behavioral development through age thirteen. *Child development, 72(6)*: 1868–1886.

70. Brooks-Gunn, J., Klebanov, P. K., & Liaw, F. (1995). The learning, physical, and emotional environment of the home in the context of poverty: The Infant Health and Development Program. *Child. Youth Serv. Rev., 17*: 251–276.

71. Achenbach, T., Bird, H., Canino, G., Phares, V., Gould, M., & RubioStipec, M. (1990). Epidemiological comparisons of Puerto Rican and U.S. mainland children: parent, teacher and self reports. *J. Am. Acad. Child Adolesc.* Psychiatry, *29*: 84–93.

72. McLoyd, V. C. (1998). Socioeconomic disadvantage and child development. *Am. Psychol., 53*: 185–204.

73. McLoyd, V. C. (1990). The impact of economic hardship on black families and children: psychological distress, parenting, and socioemotional development. *Child Dev., 61*: 311–346.

74. Luhrmann, T. M., Padmavati, R., Tharoor, H., &

Osei, A. (2015). Differences in voice-hearing experiences of people with psychosis in the USA, India and Ghana: interview-based study. *The British Journal of Psychiatry, 206(1)*: 41–44.

75. McNally, R. J. (2003). Psychological mechanisms in acute response to trauma. *Biological psychiatry, 53(9)*: 779–788.

76. Kohrt, B. A., & Hruschka, D. J. (2010). Nepali concepts of psychological trauma: the role of idioms of distress, ethnopsychology and ethnophysiology in alleviating suffering and preventing stigma. *Culture, Medicine, and Psychiatry, 34(2)*: 322–352.

77. Liebenberg, L., Theron, L. C. (2015). Innovative Qualitative Explorations of Culture and Resilience. In: Theron L., Liebenberg L., Ungar M. (eds). *Youth Resilience and Culture. Cross-Cultural Advancements in Positive Psychology* (pp. 203–216). Dordrecht: Springer.

78. Roos, V. (2008). The Mmogo-Method: Discovering symbolic community interactions. *Journal of Psychology in Africa, 18*: 659–668.

79. Panter-Brick, C. (2015). Culture and Resilience:

Next Steps for Theory and Practice. In: Theron, L., Liebenberg, L., Ungar, M. (eds). *Youth Resilience and Culture. Cross-Cultural Advancements in Positive Psychology* (vol 11). Dordrecht: Springer.

80. Chou, E. Y., Parmar, B. L., & Galinsky, A. D. (2016). Economic insecurity increases physical pain. *Psychological Science, 27(4)*: 443–454.

第五章

1. Berger, W., Coutinho, E. S., Figueira, I., Marques-Portella, C., Luz, M. P., Neylan, T. C., Marmar, C. R., & Mendlowicz, M. V. (2012). Rescuers at risk: a systematic review and meta-regression analysis of the worldwide current prevalence and correlates of PTSD in rescue workers. *Soc Psychiatry Psychiatr Epidemiol, 13(6)*: 1001–1011.

2. Marmar, C. R (2009). Mental health impact of Afghanistan and Iraq deployment: meeting the challenge of a new generation of veterans. *Depress Anxiety, 26*: 493–497.

3. Hoge, C. W., Castro, C. A., Messer, S. C., McGurk, D., Cotting, D. I., & Koffman, R. L. (2004). Combat duty in

Iraq and Afghanistan, mental health problems, and barriers to care. *N Engl J Med, 351*: 13–22.

4. Casey, G. W. Jr (2011). Comprehensive soldier fitness: a vision for psychological resilience in the U.S. Army. *Am Psychol, 66*: 1–3.

5. Quinlan, M., & Bohle, P. (2009). Overstretched and unreciprocated commitment: reviewing research on the occupational health and safety effects of downsizing and job insecurity. *Int J Health Serv., 39*: 1–44.

6. Sudo, N., Chida, Y., Aiba, Y., et al. (2004). Postnatal microbiol colonization programs the hypothalamic-pituitary-adrenal system for stress response in mice. *The Journal of physiology, 558(1)*: 263–275.

7. Neufeld, K. M., Kang, N., Bienenstock, J., Foster, J. A. (2011). Reduced anxiety-like behavior and central neurochemical change in germ free mice. *Neurogastroenterol Motil, 23*: 255–264.

8. Carvalho, K., Ronca, D., Michels, N., et al. (2018). Does the Mediterranean Diet Protect against Stress-Induced Inflammatory Activation in European Adolescents? The HELENA Study. *Nutrients, 10(11)*: 1770.

9. Anderson, S. C., Dinan, T., & Cryan, J. F. (2017). *The psychobiotic revolution*. IA: National Geographic.

10. Stewart, J. C., Rand, K. L., Muldoon, M. F., & Kamarck, T. W. (2009). A prospective evaluation of the directionality of the depressioninflammation relationship. *Brain, behavior, and immunity, 23(7)*: 936–944.

11. Provensi, G., Schmidt, S. D., Boehme, M., et al. (2019). Preventing adolescent stressinduced cognitive and microbiome changes by diet. *Proceedings of the National Academy of Sciences, 116(19)*: 9644–9651.

12. Dalleck, L. C., Kravitz, L. (2002). The history of fitness. *IDEA Health and Fitness Source, 20(2)*: 26–33.

13. Silverman, M. N., & Deuster, P. A. (2014). Biological mechanisms underlying the role of physical fitness in health and resilience. *Interface Focus, 4*: 20140040.

14. Greenwood, B. N., & Fleshner, M. (2008). Exercise, learned helplessness, and the stress-resistant brain. *Neuromol. Med., 10*: 81–98.

15. Rimmele, U., Zellweger, B. C., Marti, B., Seiler, R., Mohiyeddini, C., Ehlert, U., & Heinrichs, M. (2007). Trained men show lower cortisol, heart rate and

psychological responses to psychosocial stress compared with untrained men. *Psychoneuroendocrinology, 32*: 627–635.

16. Traustadottir, T., Bosch, P. R., & Matt, K. S. (2005). The HPA axis response to stress in women: effects of aging and fitness. *Psychoneuroendocrinology, 30*: 392–402.

17. Hayes, S. M., Hayes, J. P., Cadden, M., & Verfaellie, M. (2013). A review of cardiorespiratory fitness-related neuroplasticity in the aging brain. *Front. Aging Neurosci., 5*: 31.

18. Erickson, K. I., et al. (2011). Exercise training increases size of hippocampus and improves memory. *Proc. Natl Acad. Sci. USA, 108*: 3017–3022.

19. Ota, K. T., & Duman, R. S. (2013). Environmental and pharmacological modulations of cellular plasticity: role in the pathophysiology and treatment of depression. *Neurobiol. Dis., 57*: 28–37.

20. Claytor, R. P. (1991). Stress reactivity: hemodynamic adjustments in trained and untrained humans. *Med. Sci. Sports Exerc., 23*: 873–881.

21. Jackson, E. M., & Dishman, R. K. (2006).

Cardiorespiratory fitness and laboratory stress: a meta-regression analysis. *Psychophysiology, 43*: 57–72.

22. Kunutsor, S. K., Khan, H., Laukkanen, T., & Laukkanen, J. A. (2018). Joint associations of sauna bathing and cardiorespiratory fitness on cardiovascular and all-cause mortality risk: a long-term prospective cohort study. *Annals of medicine, 50(2)*: 139–146.

23. Genuis, S. J., Birkholz, D., Rodushkin, I., & Beesoon, S. (2011). Blood, urine, and sweat (BUS) study: monitoring and elimination of bioaccumulated toxic elements. *Archives of environmental contamination and toxicology, 61(2)*: 344–357.

24. Masuda, A., Nakazato, M., Kihara, T., Minagoe, S., & Tei, C. (2005). Repeated thermal therapy diminishes appetite loss and subjective complaints in mildly depressed patients. *Psychosom Med, 67*: 643–647.

25. Goekint, M., Roelands, B., Heyman, E., Njemini, R., & Meeusen, R. (2011). Influence of citalopram and environmental temperature on exercise-induced changes in BDNF. *Neuroscience letters, 494*: 150–154.

26. Hannuksela, M. L., & Ellahham, S. (2001).

Benefits and risks of sauna bathing. *The American journal of medicine, 110*: 118–126.

27. Maniam, J., & Morris, M. J. (2010). Voluntary exercise and palatable high-fat diet both improve behavioural profile and stress responses in male rats exposed to early life stress: role of hippocampus. *Psychoneuroendocrinology, 35(10)*: 1553–1564.

28. Butler, M. P., et al. (2009). Circadian regulation of endocrine functions. In: Pfaff, D., et al. (eds.). *Hormones, brain and behavior* (2 edn) (pp. 473–505). San Diego: Academic Press.

29. Leproult, R., et al. (1997). Sleep loss results in an elevation of cortisol levels the next evening. *Sleep, 20*: 865–870.

30. Lange, T., et al. (2010). Effects of sleep and circadian rhythm on the human immune system. *Ann. N. Y. Acad. Sci., 1193*: 48–59.

31. Jacobson, L., et al. (1988). Circadian variations in plasma corticosterone permit normal termination of adrenocorticotropin responses to stress. *Endocrinology, 122*: 1343–1348.

32. Karatsoreos, I. N., et al. (2011). Disruption of circadian clocks has ramifications for metabolism, brain, and behavior. *Proc. Natl. Acad. Sci. U.S.A., 108*: 1657–1662.

33. Lowden, A., et al. (2010). Eating and shift work – effects on habits, metabolism and performance. *Scand. J. Work Environ. Health, 36*: 150–162.

34. https://www.dak.de/dak/bundes-themen/muedes-deutschland-schlafstoerungen-steigen-deutlich-an-1885310.html.

35. Schwartz, T. (2011). *Be Excellent at Anything: The Four Keys To Transforming the Way We Work and Live*. FreePress; Reprint edition.

36. Crowley, S. J., Acebo, C., Carskadon, M. A. (2007). Sleep, circadian rhythms, and delayed phase in adolescence. *Sleep Med., 8*: 602–612.

37. Evans, M. D. R., Kelley, P., & Kelley, J. (2017). Identifying the best times for cognitive functioning using new methods: matching university times to undergraduate chronotypes. *Frontiers in human neuroscience, 11*: 188.

38. Milani, R. V., Bober, R. M., Lavie, C. J., Wilt, J. K., Milani, A. R., & White, C. J. (2018). Reducing Hospital

Toxicity: Impact on Patient Outcomes. *The American journal of medicine, 131(8)*: 961–966.

39. Gray, S., Orme, J., Pitt, H., & Jones, M. (2017). Food for Life: evaluation of the impact of the Hospital Food Programme in England using a case study approach. *JRSM open, 8(10)*: 2054270417712703.

40. Kobasa, S. C., Maddi, S. R., & Puccetti, M. C. (1982). Personality and exercise as buffers in the stress-illness relationship. *J Behav Med., 5(4)*: 391–404.

41. Goto, A., Yasumura, S., Nishise, Y., & Sakihara, S. (2003). Association of health behavior and social role with total mortality among Japanese elders in Okinawa, Japan. *Aging clinical and experimental research, 15(6)*: 443 450.

42. Cockerham, W. C., Hattori, H., & Yamori, Y. (2000). The social gradient in life expectancy: the contrary case of Okinawa in Japan. *Social science & medicine, 51(1)*: 115–122.

43. Engeln-Maddox, R. (2005). Cognitive responses to idealized media images of women: The relationship of social comparison and critical processing to body image disturbance in college women. *Journal of Social and*

Clinical Psychology, 24(8): 1114–1138.

44. Chopik, W. J. (2017). Associations among relational values, support, health, and well-being across the adult lifespan. *Personal relationships, 24(2)*: 408–422.

45. Hyland, P., Shevlin, M., Cloitre, M., et al. (2019). Quality not quantity: loneliness subtypes, psychological trauma, and mental health in the US adult population. *Social psychiatry and psychiatric epidemiology, 54(9)*: 1089–1099.

46. Original: "Between stimulus and response, there is a space. In that space lies our freedom and our power to choose our response. In our response lies our growth and our happiness." Herkunft umstritten: https://quoteinvestigator.com/2018/02/18/response/.

47. Grossman, P., Niemann, L., Schmidt, S., & Walach, H. (2004). Mindfulness-based stress reduction and health benefits: A meta-analysis. *Journal of psychosomatic research, 57(1)*: 35–43.

48. Ledesma, D., & Kumano, H. (2009). Mindfulness-based stress reduction and cancer: a meta-analysis. *Psycho-Oncology: Journal of the Psychological, Social and Behavioral Dimensions of Cancer, 18(6)*: 571–579.

49. Kabat-Zinn, J., Lipworth, L., Burncy, R., & Sellers, W. (1986). Fouryear follow-up of a meditation-based program for the self-regulation of chronic pain: treatment outcomes and compliance. *The Clinical Journal of Pain, 2(3)*: 159–173.

50. Hofmann, S. G., Sawyer, A. T., Witt, A. A., & Oh, D. (2010). The effect of mindfulness-based therapy on anxiety and depression: A meta analytic review. *Journal of consulting and clinical psychology, 78(2)*: 169–183.

51. Hölzel, B. K., Lazar, S. W., Gard, T., Schuman-Olivier, Z., Vago, D. R.,& Ott, U. (2011). How does mindfulness meditation work? Proposing mechanisms of action from a conceptual and neural perspective. *Perspectives on psychological science, 6(6)*: 537–559.

52. Jamieson, J. P., Peters, B. J., Greenwood, E. J., & Altose, A. J. (2016). Reappraising stress arousal improves performance and reduces evaluation anxiety in classroom exam situations. *Social Psychological and Personality Science, 7(6)*: 579–587.

53. Jamieson, J. P., Nock, M. K., & Mendes, W. B. (2012). Mind over matter: Reappraising arousal improves

cardiovascular and cognitive responses to stress. *Journal of Experimental Psychology: General, 141(3)*: 417–422.

54. Crum, A. J., Akinola, M., Martin, A., & Fath, S. (2017). The role of stress mindset in shaping cognitive, emotional, and physiological responses to challenging and threatening stress. *Anxiety, Stress, & Coping, 30(4)*: 379–395.

55. Sheard, M., & Golby, J. (2007). Hardiness and undergraduate academic study: The moderating role of commitment. *Personality and Individual Differences, 43(3)*: 579–588.

56. Steptoe, A., & Fancourt, D. (2019). Leading a meaningful life at older ages and its relationship with social engagement, prosperity, health, biology, and time use. *Proceedings of the National Academy of Sciences, 116(4)*: 1207–1212.

57. Bickley-Green, C., & Phillips, P. (2003). Using the visual arts and play to solve problems and foster resiliency. *Art Education, 56*: 40–45.

58. Mapp, I., & Koch, D. (2004). Creation of a group mural to promote healing following a mass trauma. In:

Webb, N. B. (edi). *Mass trauma and violence: Helping families and children cope. Social work practices with children and families* (pp. 110–119). New York: Guilford.

59. Wu, G., Feder, A., Cohen, H., Kim, J. J., Calderon, S., Charney, D. S., & Mathé, A. A. (2013). Understanding resilience. *Frontiers in behavioral neuroscience, 7*: 10.

60. Larson, C. P. (2007). Poverty during pregnancy: Its effects on child health outcomes. *Paediatrics & child health, 12(8)*: 673–677.

61. Kahn, R. S., Wilson, K., & Wise, P. H. (2005). Intergenerational health disparities: socioeconomic status, women's health conditions, and child behavior problems. *Public health reports, 120(4)*: 399–408.

62. Olds, D., Henderson Jr, C. R., Cole, R., et al. (1998). Long-term effects of nurse home visitation on children's criminal and antisocial behavior: 15-year follow-up of a randomized controlled trial. *JAMA, 280(14)*: 1238–1244.

63. Lordier, L., Meskaldji, D. E., Grouiller, F., et al. (2019). Music in premature infants enhances high-level cognitive brain networks. *Proceedings of the National Academy of Sciences, 116(24)*: 12103–12108.

64. Beider, S., Mahrer, N. E., Gold, J. I. (2007). Pediatric massage therapy: an overview for clinicians. *Pediatr. Clin. North. Am., 54*: 1025–1041.

65. Underdown, A., Barlow, J., Chung, V., Stewart-Brown, S. (2006). Massage intervention for promoting mental and physical health in infants aged under six months. *Cochrane Database Syst. Rev.* CD005038.

66. Barlow, J., Coren, E., & Stewart-Brown, S. (2004). Parent-training programmes for improving maternal psychosocial health. *Cochrane Database of Systematic Reviews* CD002020.

67. Priel, A., Djalovski, A., Zagoory-Sharon, O., & Feldman, R. (2019). Maternal depression impacts child psychopathology across the first decade of life: Oxytocin and synchrony as markers of resilience. *Journal of Child Psychology and Psychiatry, 60(1)*: 30–42.

68. Chang, J. J., Halpern, C. T., & Kaufman, J. S. (2007). Maternal depressive symptoms, father's involvement, and the trajectories of child problem behaviors in a US national sample. *Archives of Pediatrics and Adolescent Medicine, 161*: 697–703.

69. https://www.cbsnews.com/news/groundbreaking-study-examineseffects-of-screen-time-on-kids-60-minutes/?ftag=CNM-00-10aab7d-&linkId=60784979.

70. https://www.who.int/news-room/detail/24-04-2019-to-grow-uphealthy-children-need-to-sit-less-and-play-more.

71. Blandon, A. Y., Calkins, S. D., Keane, S. P., & O'Brien, M. (2008). Individual differences in trajectories of emotion regulation processes: The effects of maternal depressive symptomatology and children's physiological regulation. *Developmental Psychology, 44*: 1110–1123.

72. Flook, L., Goldberg, S. B., Pinger, L., & Davidson, R. J. (2015). Promoting prosocial behavior and self-regulatory skills in preschool children through a mindfulness-based kindness curriculum. *Developmental psychology, 51(1)*: 44–51.

73. Yook, Y. S., Kang, S. J., & Park, I. (2017). Effects of physical activity intervention combining a new sport and mindfulness yoga on psychological characteristics in adolescents. *International Journal of Sport and Exercise Psychology, 15(2)*: 109–117.

74. Gilligan, R. (2000). Adversity, resilience and young

people: The protective value of positive school and spare time experiences. *Children & society, 14(1)*: 37–47.

75. Engemann, K., Pedersen, C. B., Arge, L., Tsirogiannis, C., Mortensen, P. B., & Svenning, J. C. (2019). Residential green space in childhood is associated with lower risk of psychiatric disorders from adolescence into adulthood. *Proceedings of the National Academy of Sciences, 116(11)*: 5188–5193.

76. Fong, K. C., Hart, J. E., & James, P. (2018). A review of epidemiologic studies on greenness and health: Updated literature through 2017. *Curr Environ Health Rep, 5*: 77–87.

77. Bratman, G. N., Hamilton, J. P., Hahn, K. S., Daily, G. C., & Gross, J. J. (2015). Nature experience reduces rumination and subgenual prefrontal cortex activation. *Proceedings of the national academy of sciences, 112(28)*: 8567–8572.

78. Wells, N. M., & Evans, G. W. (2003). Nearby nature: A buffer of life stress among rural children. *Environ Behav, 35*: 311–330.

79. Wahlgren, A. (2013). *Das KinderBuch: wie kleine*

Menschen groß werden. Weinheim: Beltz.

80. Sandseter, E. B. H., & Kennair, L. E. O. (2011). Children's risky play from an evolutionary perspective: The anti-phobic effects of thrilling experiences. *Evolutionary psychology, 9(2)*: 147470491100900212.

81. Mercado, M. C., Holland, K., Leemis, R. W., Stone, D. M., & Wang, J. (2017). Trends in emergency department visits for nonfatal self-inflicted injuries among youth aged 10 to 24 years in the United States, 2001–2015. *JAMA, 318(19)*: 1931–1933.

82. https://www.theguardian.com/society/2018/jul/12/sharp-rise-in-under-19s-being-treated-by-nhs-mental-health-services.

83. https://www.theguardian.com/society/2018/sep/04/suicide-rate-rises-among-young-people-in-england-and-wales.

84. https://edition.cnn.com/2017/08/03/health/teen-suicide-cdc-study-bn/index.html.

85. https://www.srf.ch/news/schweiz/alarmierende-zahlen-immer-mehrjugendliche-sind-suizidgefaehrdet.

86. https://de.statista.com/themen/40/selbstmord/.

87. University College London (2010, March 25). Teenagers programmed to take risks. ScienceDaily. www.sciencedaily.com/releases/2010/03/100324211144.html. 检索于 2019. 3. 24。

88. Kelly, Y., Zilanawala, A., Booker, C., & Sacker, A. (2018). Social media use and adolescent mental health: findings from the UK Millennium Cohort Study. *EClinicalMedicine, 6*: 59–68.

89. https://www.theatlantic.com/magazine/archive/2017/09/has-thesmartphone-destroyed-a-generation/534198/.

90. https://www.commonsensemedia.org/about-us/news/press-releases/landmark-report-us-teens-use-an-average-of-nine-hours-of-media-per-day.

91. https://theconversation.com/teens-have-less-face-time-with-their-friends-and-are-lonelier-than-ever-113240.

92. Hertenstein, M. J., Keltner, D., App, B., Bulleit, B. A., & Jaskolka, A. R. (2006). Touch communicates distinct emotions. *Emotion, 6(3)*: 528.

93. Böhme, R. (2019). *Human Touch. Warum körperliche Nähe so wichtig ist*. C.H.Beck, München.

94. http://time.com/5555737/smartphone-mental-health-teens/.

95. Booker, C. L., Skew, A. J., Kelly, Y. J., & Sacker, A. (2015). Media use, sports participation, and well-being in adolescence: Cross-sectional findings from the UK household longitudinal study. *American journal of public health, 105(1)*: 173–179.

96. Easterlin, M. C., Chung, P. J., Leng, M., & Dudovitz, R. (2019). Association of team sports participation with long-term mental health outcomes among individuals exposed to adverse childhood experiences. *JAMA pediatrics*.

97. Marusak, H. A., Elrahal, F., Peters, C. A., Kundu, P., Lombardo, M. V., Calhoun, V. D., ··· & Rabinak, C. A. (2018). Mindfulness and dynamic functional neural connectivity in children and adolescents. *Behavioural brain research, 336*: 211–218.

98. Holmberg, C., Larsson, C., Korp, P., Lindgren, E. C., Jonsson, L., Fröberg, A., ··· & Berg, C. (2018). Empowering aspects for healthy food and physical activity habits: adolescents' experiences of a schoolbased intervention in

a disadvantaged urban community. *International journal of qualitative studies on health and well-being, 13(Sup1)*: 1487759.

99. Ho, F. K. W., Louie, L. H. T., Chow, C. B., Wong, W. H. S., & Ip, P. (2015). Physical activity improves mental health through resilience in Hong Kong Chinese adolescents. *BMC pediatrics, 15(1)*: 48.

100. Griciūtė, A. (2016). Optimal level of participation in sport activities according to gender and age can be associated with higher resilience: study of Lithuanian adolescents. *School Mental Health, 8(2)*: 257–267.

101. Mitchell, F., Gray, S., & Inchley, J. (2015). "This choice thing really works ..." Changes in experiences and engagement of adolescent girls in physical education classes, during a school-based physical activity programme. *Physical Education and Sport Pedagogy, 20(6)*: 593–611.

102. Esteban-Cornejo, I., Tejero-Gonzalez, C. M., Sallis, J. F., & Veiga, O. L. (2015). Physical activity and cognition in adolescents: A systematic review. *Journal of Science and Medicine in Sport, 18(5)*: 534–539.

103. Van Boekel, M., Bulut, O., Stanke, L., Zamora,

J. R. P., Jang, Y., Kang, Y., & Nickodem, K. (2016). Effects of participation in school sports on academic and social functioning. *Journal of Applied Developmental Psychology, 46*: 31–40.

104. https://www.zeit.de/2015/08/suizid-gefaehrdung-jugendliche-u25.

105. Grossman, J. B., & Tierney, J. P. (1998). Does mentoring work? An impact study of the Big Brothers Big Sisters program. *Evaluation review, 22(3)*: 403–426.

106. Smith, R., & Werner, E. (1982). *Vulnerable but invincible: A study of resilient children*. McGraw-Hill, New York.

107. Nation, M., Crusto, C., Wandersman, A., Kumpfer, K. L., Seybolt, D., Morrissey-Kane, E., & Davino, K. (2003). What works in prevention: Principles of effective prevention programs. *American psychologist, 58(6–7)*: 449–456.

108. Yeager, D. S., Dahl, R. E., & Dweck, C. S. (2018). Why interventions to influence adolescent behavior often fail but could succeed. *Perspectives on Psychological Science, 13(1)*: 101–122.

109. Dennis, C. V., Suh, L. S., Rodriguez, M. L., Kril, J. J., & Sutherland, G. T. (2016). Human adult neurogenesis across the ages: an immunohistochemical study. *Neuropathology and applied neurobiology, 42(7)*: 621–638.

110. Sorrells, S. F., Paredes, M. F., Cebrian-Silla, A., et al. (2018). Human hippocampal neurogenesis drops sharply in children to undetectable levels in adults. *Nature, 555(7696)*: 377–381.

111. Boldrini, M., Fulmore, C. A., Tartt, A. N., et al. (2018). Human hippocampal neurogenesis persists throughout aging. *Cell Stem Cell, 22(4)*: 589–599.

112. Kempermann, G., Gage, F. H., Aigner, L., et al. (2018). Human adult neurogenesis: evidence and remaining questions. *Cell stem cell, 23(1)*: 25–30.

113. Nilsson, M., Perfilieva, E., Johansson, U., Orwar, O., & Eriksson, P. S. (1999). Enriched environment increases neurogenesis in the adult rat dentate gyrus and improves spatial memory. *Journal of neurobiology, 39(4)*: 569–578.

114. Lillard, A. S., & Erisir, A. (2011). Old dogs learning new tricks: Neuroplasticity beyond the juvenile

period. *Developmental review, 31(4)*: 207–239.

115. Leiner, P. (2012). Kaum Verlust der grauen Zellen bei außergewöhnlichen Senioren. *MMW-Fortschritte der Medizin, 154(16)*: 7–7.

116. Yu, J., Collinson, S. L., Liew, T. M., Ng, T. P., Mahendran, R., Kua, E. H., & Feng, L. (2019). Super-cognition in aging: Cognitive profiles and associated lifestyle factors. *Applied Neuropsychology: Adult, 27(6)*: 497–503.

117. Adams, K. B., Sanders, S., & Auth, E. A. (2004). Loneliness and depression in independent living retirement communities: risk and resilience factors. *Aging & mental health, 8(6)*: 475–485.

118. Golden, J., Conroy, R. M., Bruce, I., Denihan, A., Greene, E., Kirby, M., & Lawlor, B. A. (2009). Loneliness, social support networks, mood and wellbeing in community-dwelling elderly. *International Journal of Geriatric Psychiatry: A journal of the psychiatry of late life and allied sciences, 24(7)*: 694–700.

119. Domajnko, B., & Pahor, M. (2015). Health within limitations: qualitative study of the social aspects of

resilience in old age. *Ageing International, 40(2)*: 187–200.

120. Krell-Roesch, J., Feder, N. T., Roberts, R. O., et al. (2018). Leisure-time physical activity and the risk of incident dementia: the mayo clinic study of aging. *Journal of Alzheimer's Disease, 63(1)*: 149–155.

121. Carver, L., Beamish, R., & Phillips, S. (2018). Successful Aging: Illness and Social Connections. *Geriatrics, 3(1)*: 3.

122. Farideh Akashe-Böhme, Gernot Böhme. (2000). *Mit Krankheit leben. Von der Kunst, mit Schmerz und Leid umzugehen*. München: C.H.Beck.

123. Achenbaum, W. A. (2006). Lars Tornstam, Gerotranscendence: A Developmental Theory of Positive Aging. *Ageing & Society, 26(4)*: 670–671.

124. Carver, L. F., & Buchanan, D. (2016). Successful aging: considering non-biomedical constructs. *Clinical interventions in aging, 11*: 1623–1630.

译名对照表

Achtsamkeitsmeditation 正念冥想

acute stress 急性应激 / 急性压力

adrenocorticotrope Hormon 促肾上腺皮质激素

Ainsworth, Mary 玛丽・爱因斯沃斯

Allostasia overload 应变稳态过载

Allostasis 应变稳态

Alzheimer 阿尔茨海默病

Amygdala 杏仁核

Antonovsky, Aaron 亚伦・安东诺夫斯基

Autismus 孤独症

Autonomie 自主性

BDNF 脑源性神经营养因子

Big-Brother/Big-Sister-Programm 大哥大姐会项目

Bindungstheorie 依恋理论

Blaulichtfilter 防蓝光片

Blei 铅

Bonanno, George A. 乔治 · A. 博南诺

BorderlineStörung 边缘性疾病

Bowlby, John 约翰 · 鲍比

Brief Resilience Scale 简明复原力量表

Burn-Out 职业倦怠

Cadmium 镉

chronic stress 慢性应激 / 慢性压力

Comprehensive Soldier Fitness(CSF) 军人综合健康计划

Connor-Davidson Resilience Scale(CD-RISC) 康纳 – 戴维森心理复原力量表

Coping 应对

Coping-Mechanismen 应对机制

Corticoidrezeptoren 糖皮质激素受体

Cortisol 皮质醇

Darmbakterien 肠道细菌

das Stressmodell von Lazarus 拉扎勒斯压力应对模型

Demenz 痴呆症

Dendrit 树突

DHEA 脱氢表雄酮

die Theorie der Gerotranszendenz 超越老龄化理论

Disstress 恶性压力

DSM 精神障碍诊断及统计手册

Emulgatoren 乳化剂

Entwicklungsstörung 发育障碍

entzündungsfördernde Zytokine 促炎细胞因子

Entzündungsmarker 炎症标志物

erlernte Hilflosigkeit 习得性无助

European Agency for Safety and Health at Work 欧洲工作安全与健康局

Eustress 良性压力

Expositionstherapie 暴露疗法

fermentierte Nahrungsmittel 发酵食品

Flashbacks 闪回

Frankl, Viktor 维克多·弗兰克尔

Glucocorticoiden 糖皮质激素

Hardiness 坚韧性模型

Harlow, Harry 哈利·哈洛

Heat Shock Proteins 热休克蛋白

Hippocampus 海马体

Holmes, Thomas 托马斯・霍姆斯

Homöostase 内稳态

Hormesis 兴奋效应

Hypothalamic-pituitary-adrenal axis(HPA) 下丘脑—垂体—肾上腺轴

Interferon 干扰素

Interleukin 白细胞介素

Involviertheit 参与感

Kangaroo Care 袋鼠式护理

Kennair, Leif 莱弗・肯奈尔

Kobasa 科巴萨

Krankheitserreger 病原体

Lazarus, Richard 理查德・拉扎勒斯

Limbisches System 边缘系统

Maddi 马迪

Marcus Aurelius 马可・奥勒留

mediterrane Diät 地中海饮食

Melatonin 褪黑素

Methyl-Gruppe 甲基

Methylierung 甲基化

Neurotransmitter 神经递质

Norepinephrin 去甲肾上腺素

Norepinephrin-Wiederaufnahme-Hemmer 去甲肾上腺素再摄取抑制剂

Pan, Peter 彼得·潘

Parkinson 帕金森病

Pfau, Madline 玛德莲·普法

Pinel, Philippe 菲利普·皮内尔

posttraumatische Belastungsstörung (PTSD) 创伤后应激障碍

präfrontalen Kortex 前额叶皮层

Präfrontalkortex 前额叶皮层

psychische Widerstandskraft 心理抗逆力

Puffereffekt 缓冲效应

Rahe, Richard 理查德·拉赫

Reizdarmsyndrom 肠易激综合征

Resilience Scale for Adults 成人复原力量表

Russo, Scott 斯考特·卢梭

Sandseter, Ellen 艾伦·桑德斯特

Sauna 桑拿

Schizophrenie 精神分裂症

Schleimschicht 黏液层

Selbstwirksamkeit 自我效能感

Seneca, Lucius Annaeus 吕齐乌斯・安涅・塞涅卡

Serotonin 5– 羟色胺

Smith, Ruth 露丝・史密斯

Social Readjustment Rating Scale 社会再适应评定量表

stoische Philosophie 斯多葛学派哲学

Stresshormonrezeptor 应激激素受体

Taktile Stimulation 触觉刺激

Tornstam, Lars 拉尔斯・托恩斯塔姆

Twenge, Jean 珍・特吉

mehrfach ungesättigte Fettsäuren 多不饱和脂肪酸

Vulnerabilitäts-Stress-Modell 脆弱性 – 压力模型

Wahlgren, Anna 安娜・瓦尔格伦

Werner, Emmy 艾米・沃纳

图书在版编目（CIP）数据

复原力：心理抗逆力／（德）丽贝卡·伯姆著；陈依慧译．—上海：上海三联书店，2024.9．—（日耳曼通识译丛）．— ISBN 978-7-5426-8617-6

Ⅰ．R395.6-49

中国国家版本馆 CIP 数据核字第 2024XH8608 号

复原力：心理抗逆力

著　　者／〔德〕丽贝卡·伯姆
译　　者／陈依慧
责任编辑／王　建　樊　钰
特约编辑／张士超
装帧设计／字里行间设计工作室
监　　制／姚　军
出版发行／上海三联书店
(200041) 中国上海市静安区威海路 755 号 30 楼
联系电话／编辑部：021-22895517
发行部：021-22895559
印　　刷／三河市中晟雅豪印务有限公司
版　　次／2024 年 9 月第 1 版
印　　次／2024 年 9 月第 1 次印刷
开　　本／787×1092　1/32
字　　数／63 千字
印　　张／5.75

ISBN 978-7-5426-8617-6／R·141

定　价：29.80元

著作权合同登记号　图字：10-2022-391 号